# 미용 발건강

발건강법의 역사는 약 4000여 년 전의 중국에서 발바닥의 혈도를 통하여 대응해 줌으로써 인체의 질병을 다스렸다고 한다.
발건강법은 현대의학에서도 인정하는 하나의 대체요법으로 인정을 받고 미용인들의 중요한 부분이 되었다.
발을 통한 몸전체를 이해하고 관리함으로써 미용의 분야에 도움이 되도록 한다.

김경란 · 장미엽 공저

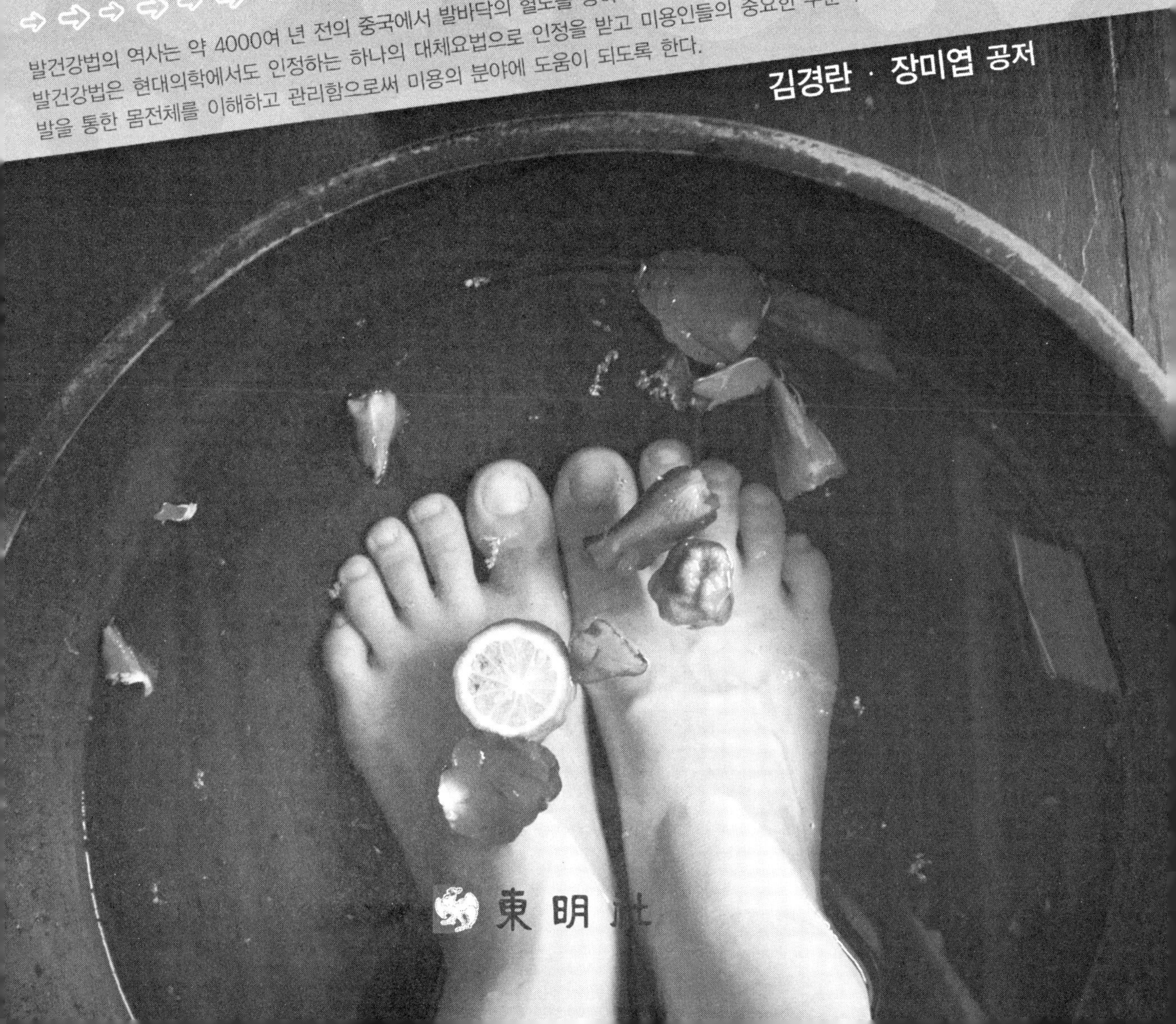

東明社

# 들어가면서

발 건강법의 역사는 약 4000여 년 전의 중국에서 발바닥의 혈도를 통하여 대응해 줌으로써 인체의 질병을 다스렸다고 한다.

근대에 와서 1913년 윌리엄 핏제랄드(Dr. William Fitzerald)가 현대의학에 근거한 손과 발에 관한 연구를 하였고, 독일의 한네 마가렛트 박사(Dr. Hanne Maquarde)는 연구에 그치지 않고 발건강법을 행하는 방법까지 구체적으로 발표하여 일반인들이 적극적으로 접할 수 있는 기회를 만들게 된다.

이처럼 발건강법은 현대의학에서도 인정하는 하나의 대체요법으로 인정을 받고 미용인들의 교육과목으로 오늘날 자리잡게 되었다.

발을 통한 몸전체를 이해하고 관리함으로써 미용의 분야에 응용하는 이론서로 이용되기를 바라는 마음이다.

2011. 11

김경란, 장미엽

# 차　례

**01** 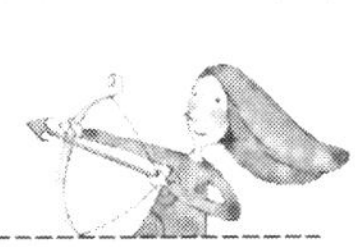

# 발건강법의 역사

1. 발관리의 유래
2. 현대의 발관리 역사
3. 발의 중요성
4. 발관리시 주의점

## 1. 발건강법의 유래

건강법의 역사는 중국에서 유래되었다. 사기(史記)에 보면 유부(한자의생;유, 발:부즉, 발을 만지는 의사)라는 사람이 발을 만져서 황제의 병을 고쳤다는 기록이 황제내경 이전에 사기에 기록 되어 있다.

1) **황제내경** : 구성:문답식으로 황제가 묻고 의사가 답을 하는식으로 기록, 중국의 전통 의학서중 황제내경이라는 책의 한편인 소녀편에 관지법, 혹은 족심도에 보면 발을 만져서 우리 인체의 병을 다스릴 수 있다고 기록되어 있다. 1913년 미국의사인 윌리암 핏 제랄드가 인체의 도면 만들기 전까지 경락선상의 경혈점을 통해서 치료했다.

2) **경혈(經穴)이란** : 기와 혈이 지나가는 자리로 치료점, 침자리를 뜻한다.

3) **경락(經絡)이란** : 지날 경, 그물칠 락 즉 가로 세로로 있는 혈자리를 뜻한다. 하수구에 비유해서 설명 하면 막힌 하수구를 고치려면 맨홀로 들어가서 막힌곳을 뚫어야 한다. 이 맨 홀을 경혈이라고 하며 중국에서 만들어졌기 때문에 중의학 이라 한다.

중의학(한의학)
- 북방의학: 침술, 수기요법, 뜸, 부황
- 남방의학: 약제술 발달 (한약)

4) 한나라때 화타라는 사람이 황제내경의 족심도를 세분화 시켜 방법론까지 제시하여 "화타비급"을 창안, 당나라때 일본으로 전파하여 오늘날 족심도 됨

## 2. 현대의 발관리 역사

### 1) Dr.William Fitzerald(미국의사)

1913년도에 Reflexology(발 반사학)이란 논문을 발표.

서양의학을 근거로 발과 인체와의 관계를 연구하여 인체내에 분포되어있는 신경조직이 발과 인체가 연계되고 있음을 밝혔다 한족당 7200개의 신경과 약 60여개의 반사구를 확정했다.

신체의 중앙에서 수직으로 각각 다섯줄의 선을 그려서 첫째줄은 무지, 다섯째줄은 소지의 선으로 인체를 종선으로 구분을 지었고 발바닥의 신경조직을 통해서 인체의 기관을 치료, 얼굴 부위 교차를 중요시 했으며 뇌부를 가장 중요시 했다. 서양의 가장 최고의 의학을 발에 대입시켰다.

### 2) Dr.Eunice Lngham(캐나다 여의사)

1930년. 족의고사 발간. 윌리암 이후, 발을 연구한 여의사로 미국에서는 가장 먼저 이들에 의해 활발한 의학적 연구가 이루어졌다.

발건강법시 수지의 사용여부를 비교적 상세히 밝히고 있다.

### 3) Dr. Hanne Maquarde(독일 여의사)

Dr.Eunice Lngham에게 깊은 감명을 받아 독일에서 훈련원과 치료센타를 오픈하여 의사를 상대로 교육했고 "족의고사"를 독일어로 번역 18편 까지 발행. 독일의 특성상 안개와 비가 잦고 습하기에 페다큐어가 발달 따라서 독일에서 발관리란 "푸스플레게"로 의학적인 치료가 강조된다.

### 4) Hedi Masafret(스위스 간호사)

중국에서 선교 활동시 발관리에 관심을 갖게되고 경험을 바탕으로 발반사요법에 관하여 "Good helth for the future(미래건강법 즉 자아 건강법)"라는 책을 출판 일반인에게 대중화를 일으킴.

### 5) Fr.Josef Eugster(스위스 신부)

대만어로 "오약석 신부님" 대만에 신부로 파견- 만성무릎관절염으로 고생-족혈안마요법 받음-3개월 후 완치-Hedi Masafret에게 교육받음- 대만에서 일반인에게 전파

## 3. 발의 중요성

발은 인체의 모든기관이 몰려있는 인체의 축소판이다. 따라서 발이 건강하지 못하면 전신의 건강에 이상이 생길 수 있다. 발바닥의 면적은 우리몸의 2% 밖에 되지 않지만 이 2%가 나머지 98%를 지탱하고 있기 때문에 발이 우리 인체의 모든 건강을 대변한다고 볼 수 있다. 특히, 신체의 모든 부분을 움직이게 하는 발에 이상이 생기면 몸 전체에 이상이 올 수 있다.

1) 몸이 기본적인 모양의 틀을 이루고 있는 구조물을 골격이라고 하며 골격은 뼈와 연골로 이루어져 있고 여러모양의 뼈와 연골이 서로 사이에 관절이라는 형태로 연결되어 있으며 이어지는 뼈마다를 인대라고 하는 질긴 조직의 끈이 밖에서 서로 얽매어 있다.

### 2) 발의 구조

족지골: 28개
중족골: 10개
설상골: 6개
입방골: 2개
주상골: 2개
종 골: 2개
거 골: 2개

1족 발뼈: 26개
관절: 33개
인대: 56개
근육: 38개

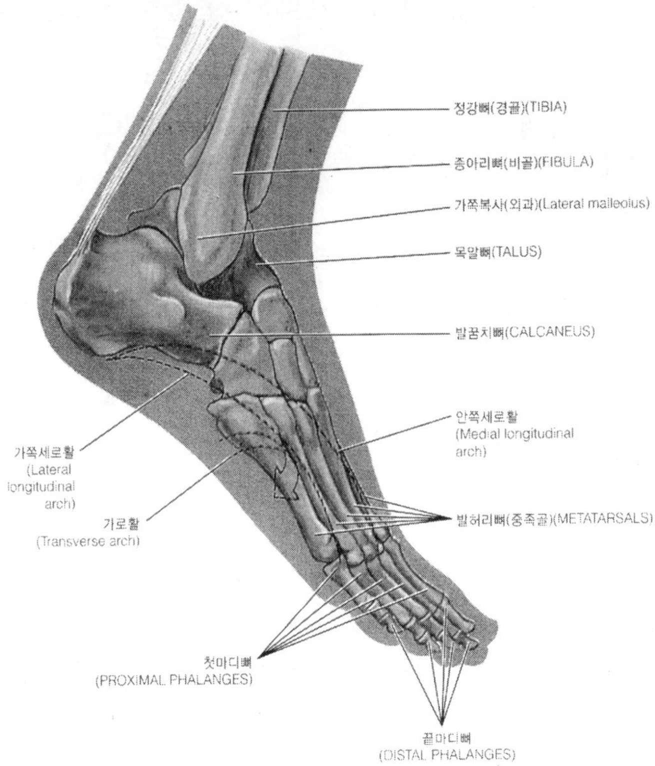
정강뼈(경골)(TIBIA)
종아리뼈(비골)(FIBULA)
가쪽복사(외과)(Lateral malleolus)
목말뼈(TALUS)
발꿈치뼈(CALCANEUS)
안쪽세로활
(Medial longitudinal
arch)
가쪽세로활
(Lateral
longitudinal
arch)
가로활
(Transverse arch)
발허리뼈(중족골)(METATARSALS)
첫마디뼈
(PROXIMAL PHALANGES)
끝마디뼈
(DISTAL PHALANGES)

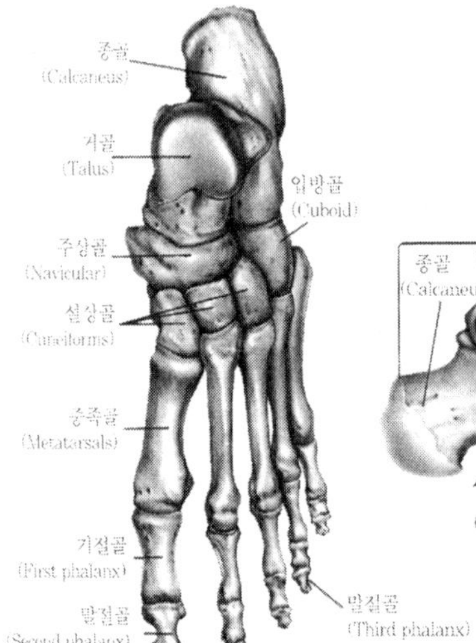
종골
(Calcaneus)
거골
(Talus)
입방골
(Cuboid)
주상골
(Navicular)
설상골
(Cuneiforms)
중족골
(Metatarsals)
기절골
(First phalanx)
말절골
(Second phalanx)
말절골
(Third phalanx)

(a) 상면

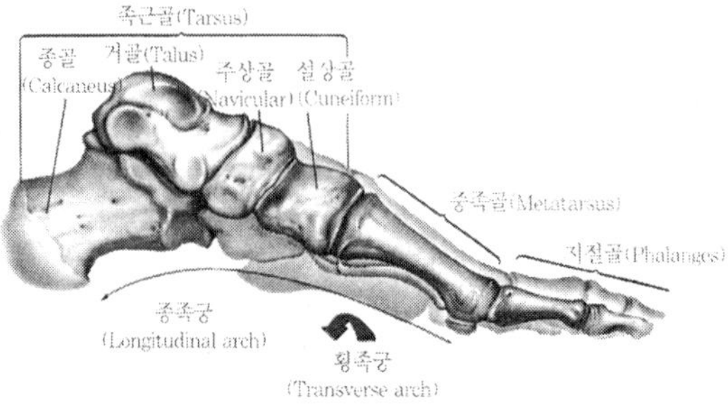
족근골(Tarsus)
종골
(Calcaneus)
거골(Talus)
주상골
(Navicular)
설상골
(Cuneiform)
중족골(Metatarsus)
지절골(Phalanges)
종족궁
(Longitudinal arch)
횡족궁
(Transverse arch)

(b) 내측면

족지골: 두부, 경부
중족골의 3/4: 흉부
설상골, 주상골: 상 하복부
종골, 거골: 골반조직, 대장의 일부

### 3) 근육의 조직

신경자극에 의해 수축과 이완을 할 수 있는 특수한 성질을 가진 구조물 사람의 몸을 구성하는 4개의 기본 조직중 하나이며 세포자체가 자극을 받으며 매우 강한 수축 능력을 나타낸다. 이러한 근육조직과 혈관, 자극를 전달시키는 신경, 근육조직을 둘러싸고 있는 근막, 힘줄 등을 통틀어 근육이라 한다.

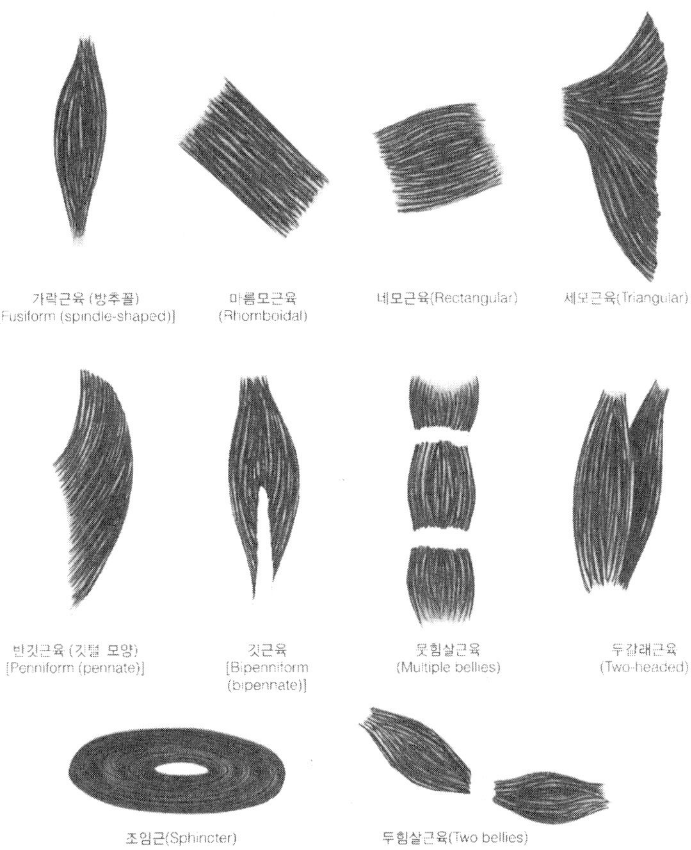


근육의 일반적인 형태

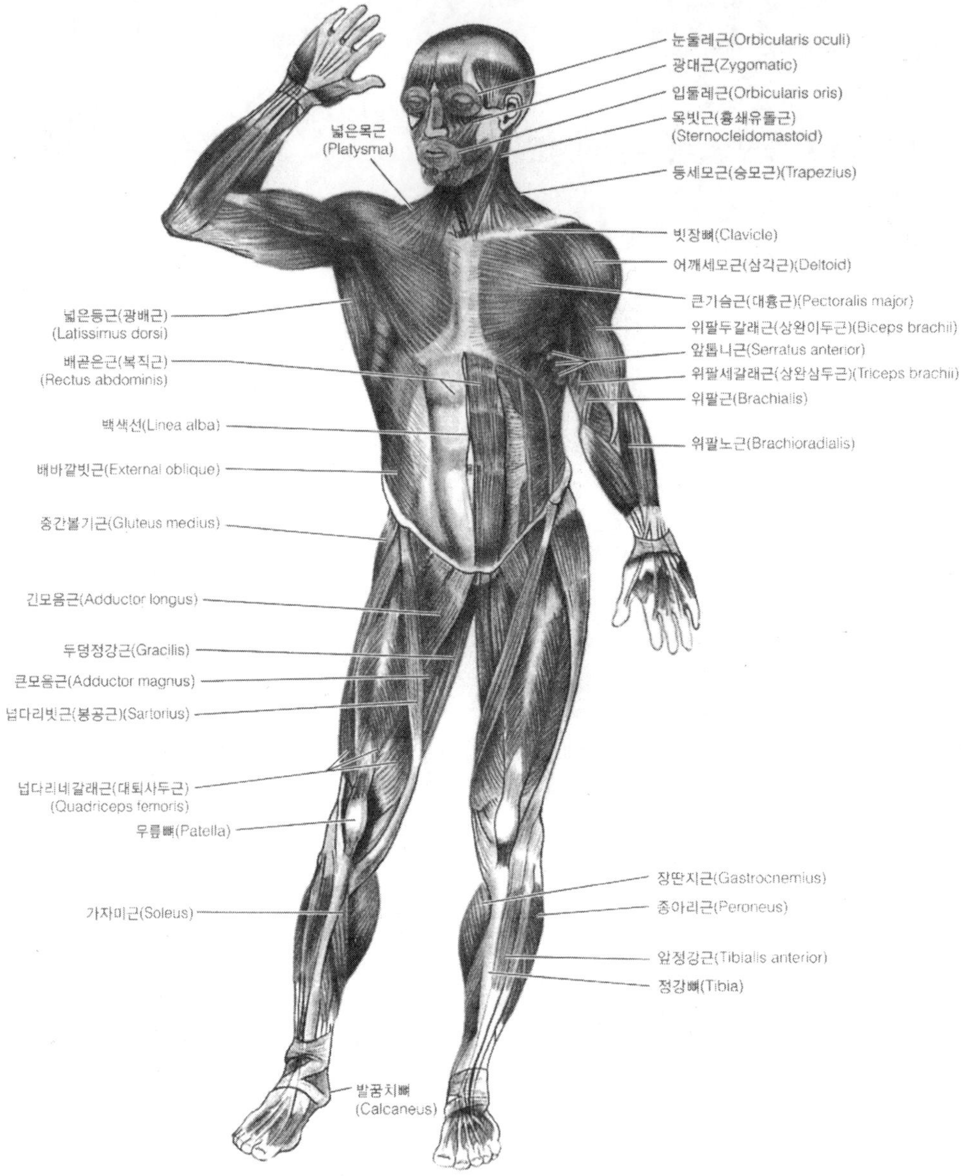
눈둘레근(Orbicularis oculi)
광대근(Zygomatic)
입둘레근(Orbicularis oris)
목빗근(흉쇄유돌근)
(Sternocleidomastoid)
넓은목근
(Platysma)
등세모근(승모근)(Trapezius)
빗장뼈(Clavicle)
어깨세모근(삼각근)(Deltoid)
큰가슴근(대흉근)(Pectoralis major)
넓은등근(광배근)
(Latissimus dorsi)
위팔두갈래근(상완이두근)(Biceps brachii)
앞톱니근(Serratus anterior)
배곧은근(복직근)
(Rectus abdominis)
위팔세갈래근(상완삼두근)(Triceps brachii)
위팔근(Brachialis)
백색선(Linea alba)
위팔노근(Brachioradialis)
배바깥빗근(External oblique)
중간볼기근(Gluteus medius)
긴모음근(Adductor longus)
두덩정강근(Gracilis)
큰모음근(Adductor magnus)
넙다리빗근(봉공근)(Sartorius)
넙다리네갈래근(대퇴사두근)
(Quadriceps femoris)
무릎뼈(Patella)
장딴지근(Gastrocnemius)
가자미근(Soleus)
종아리근(Peroneus)
앞정강근(Tibialis anterior)
정강뼈(Tibia)
발꿈치뼈
(Calcaneus)

인체의 전신근육(앞면)

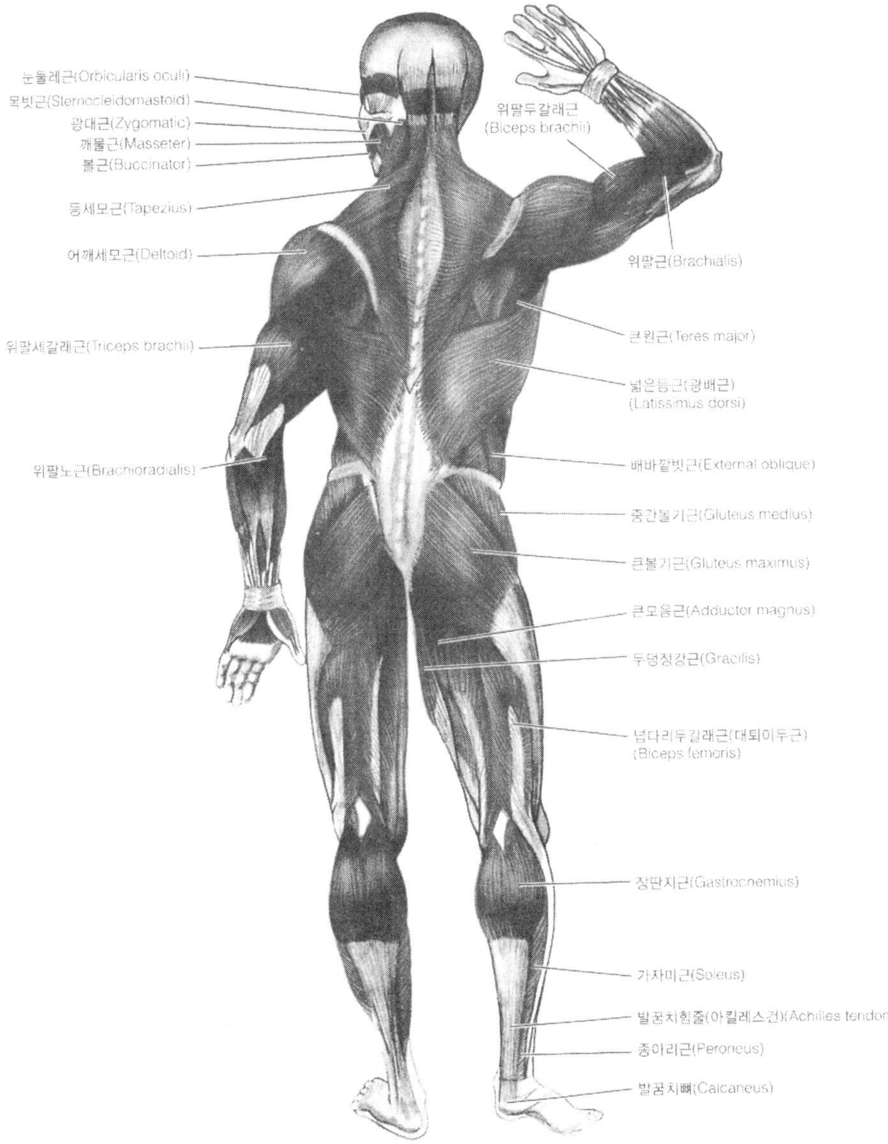
눈둘레근(Orbicularis oculi)
목빗근(Sternocleidomastoid)
광대근(Zygomatic)
깨물근(Masseter)
볼근(Buccinator)
등세모근(Tapezius)
어깨세모근(Deltoid)
위팔세갈래근(Triceps brachii)
위팔노근(Brachioradialis)
위팔두갈래근
(Biceps brachii)
위팔근(Brachialis)
큰원근(Teres major)
넓은등근(광배근)
(Latissimus dorsi)
배바깥빗근(External oblique)
중간볼기근(Gluteus medius)
큰볼기근(Gluteus maximus)
큰모음근(Adductor magnus)
두덩정강근(Gracilis)
넙다리두갈래근(대퇴이두근)
(Biceps femoris)
장딴지근(Gastrocnemius)
가자미근(Soleus)
발꿈치힘줄(아킬레스건)(Achilles tendon)
종아리근(Peroneus)
발꿈치뼈(Calcaneus)

인체의 전신근육(후면)

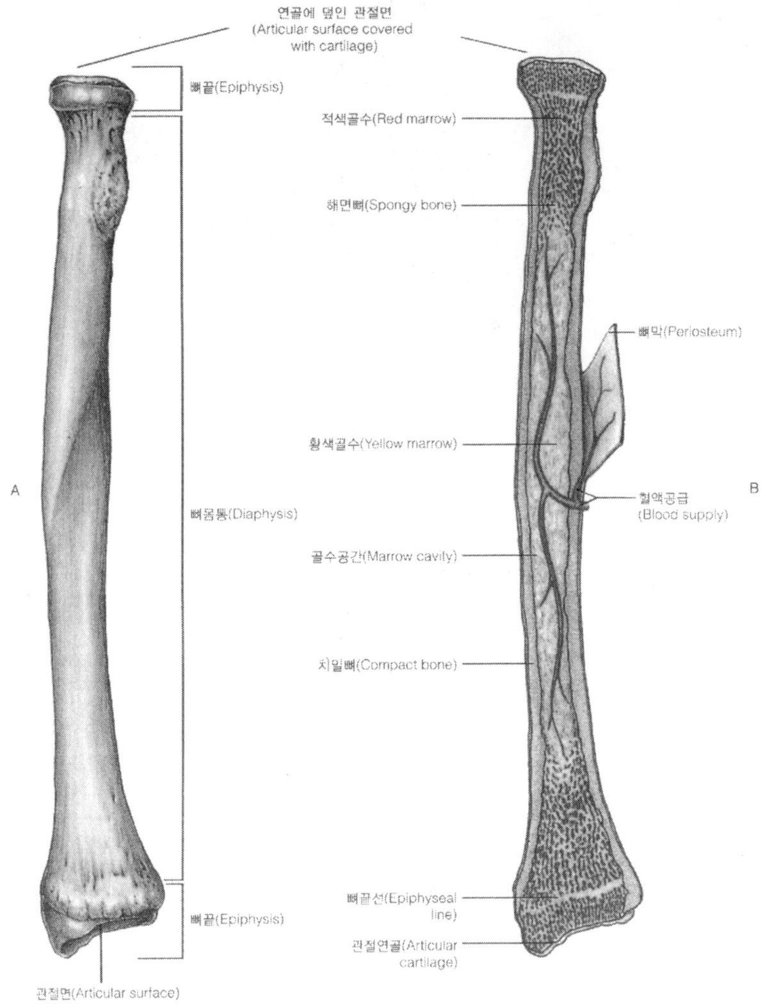
연골에 덮인 관절면
(Articular surface covered
with cartilage)
뼈끝(Epiphysis)
적색골수(Red marrow)
해면뼈(Spongy bone)
뼈막(Periosteum)
황색골수(Yellow marrow)
A
뼈몸통(Diaphysis)
혈액공급
(Blood supply)
B
골수공간(Marrow cavity)
치밀뼈(Compact bone)
뼈끝선(Epiphyseal
line)
뼈끝(Epiphysis)
관절연골(Articular
cartilage)
관절면(Articular surface)

뼈의 구조

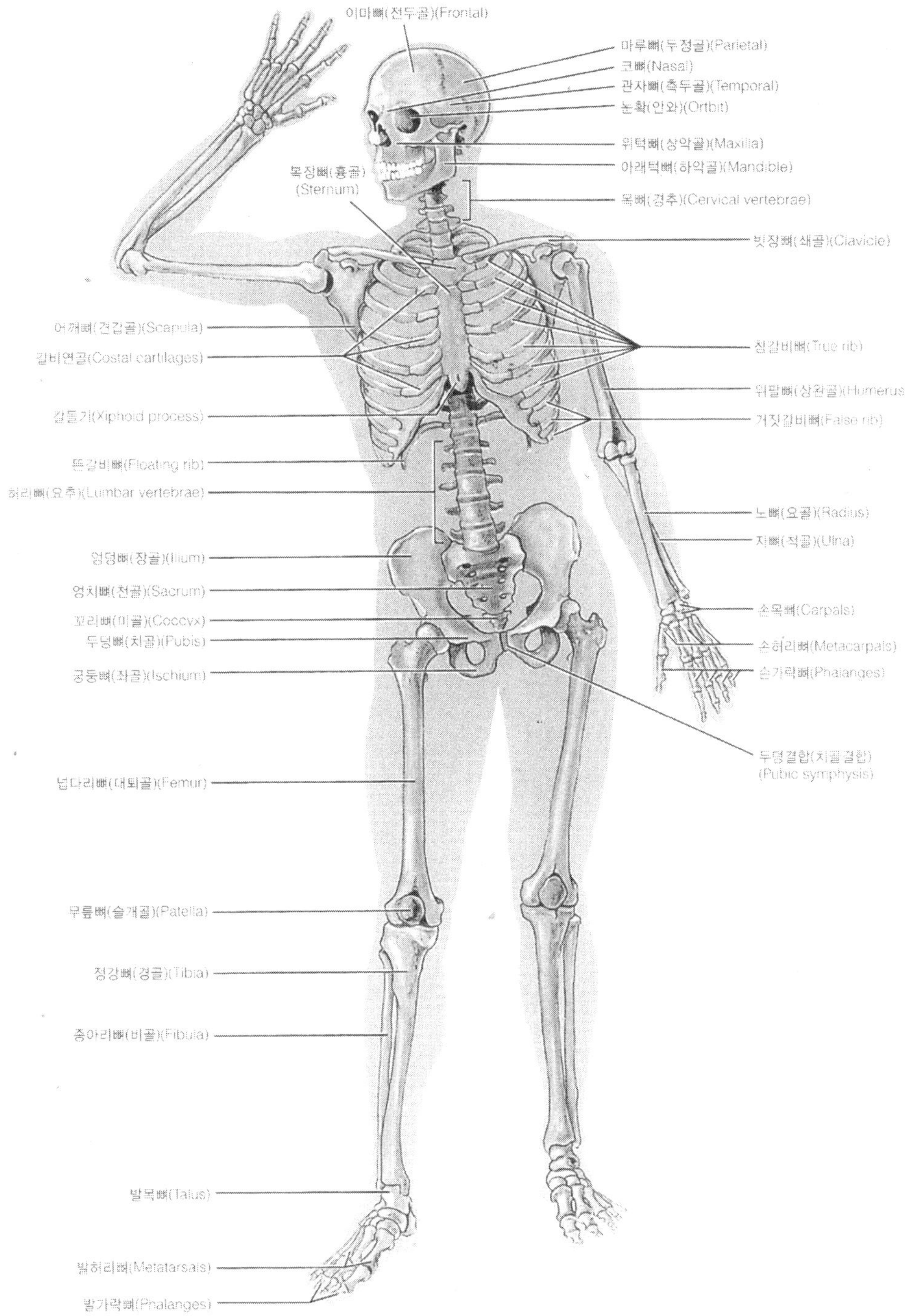
이마뼈(전두골)(Frontal)
마루뼈(두정골)(Parietal)
코뼈(Nasal)
관자뼈(측두골)(Temporal)
눈확(안와)(Ortbit)
위턱뼈(상악골)(Maxilla)
아래턱뼈(하악골)(Mandible)
복장뼈(흉골)
(Sternum)
목뼈(경추)(Cervical vertebrae)
빗장뼈(쇄골)(Clavicle)
어깨뼈(견갑골)(Scapula)
갈비연골(Costal cartilages)
참갈비뼈(True rib)
위팔뼈(상완골)(Humerus)
칼돌기(Xiphoid process)
거짓갈비뼈(False rib)
뜬갈비뼈(Floating rib)
허리뼈(요추)(Lumbar vertebrae)
노뼈(요골)(Radius)
자뼈(척골)(Ulna)
엉덩뼈(장골)(Ilium)
엉치뼈(천골)(Sacrum)
꼬리뼈(미골)(Coccyx)
두덩뼈(치골)(Pubis)
손목뼈(Carpals)
손허리뼈(Metacarpals)
손가락뼈(Phalanges)
궁둥뼈(좌골)(Ischium)
두덩결합(치골결합)
(Pubic symphysis)
넙다리뼈(대퇴골)(Femur)
무릎뼈(슬개골)(Patella)
정강뼈(경골)(Tibia)
종아리뼈(비골)(Fibula)
발목뼈(Talus)
발허리뼈(Metatarsals)
발가락뼈(Phalanges)

인체의 뼈대 앞모습

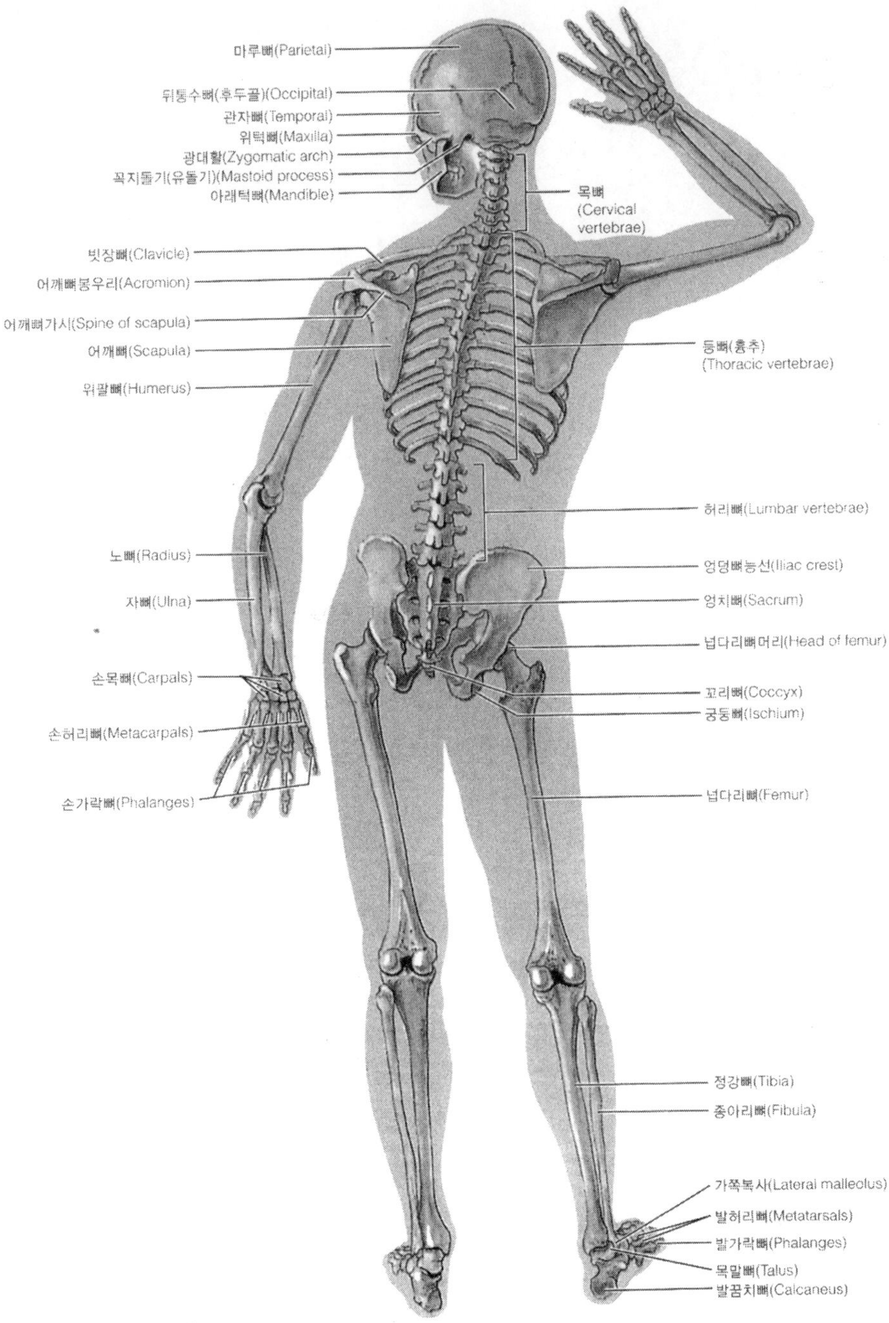
마루뼈(Parietal)
뒤통수뼈(후두골)(Occipital)
관자뼈(Temporal)
위턱뼈(Maxilla)
광대활(Zygomatic arch)
꼭지돌기(유돌기)(Mastoid process)
아래턱뼈(Mandible)
목뼈 (Cervical vertebrae)
빗장뼈(Clavicle)
어깨뼈봉우리(Acromion)
어깨뼈가시(Spine of scapula)
어깨뼈(Scapula)
위팔뼈(Humerus)
등뼈(흉추) (Thoracic vertebrae)
허리뼈(Lumbar vertebrae)
노뼈(Radius)
자뼈(Ulna)
엉덩뼈능선(Iliac crest)
엉치뼈(Sacrum)
넙다리뼈머리(Head of femur)
손목뼈(Carpals)
꼬리뼈(Coccyx)
궁둥뼈(Ischium)
손허리뼈(Metacarpals)
손가락뼈(Phalanges)
넙다리뼈(Femur)
정강뼈(Tibia)
종아리뼈(Fibula)
가쪽복사(Lateral malleolus)
발허리뼈(Metatarsals)
발가락뼈(Phalanges)
목말뼈(Talus)
발꿈치뼈(Calcaneus)

인체의 뼈대 뒤모습

### 4) 족저근막

발바닥에서 가장 큰 인대(근육). 장심이  형성되어 있으며 스프링과 같은 쿠숀역활을 한다. 장심이 형성 안되면 평발, 마당발로 바뀐다(장심이 형성 되지 않으면 근육이 일직선상에 있어 서로 당겨지면서 통증이 생긴다. 오래 걷지 못하고 노폐물이나 침전물이 가장 많이 생긴다. 근육속에 신경조직이 분포 되어있다.

### 5) 족궁

발은 대퇴관절, 무릎관절을 통해 전달되어 온 몸의 중력을 땅으로 전달 시키는 부분이므로 전체적으로 발바닥은 활모양으로 휘어져 서 있거나 걸을 때 또는 뛸 때 발바닥에서 스프링 역할을 해서 충격 완화작용을 한다.

### 6) 기존 조직(근육)과 결절의 형태를 구분하는 방법

반사구에서 느껴지는 결절의 형태는 연결이 되어있지 않으며 딱딱한 느낌을 주고 근육은 연결되어 있음.

### 7) 보행의 중요성

보행을 통해 발의 근육속에 있는 신경조직을 활성화 시켜 척추안에 있는 척수신경을 자극해서 뇌신경까지 전달, 뇌를 자극해서 혈액순환을 증진 시키고 머리가 맑아진다.

**우리나라에서 전해오는 발의 중요성에 관련된 풍습**

*족한상심: 발이 차면 심장이 상한다.
*족열두한: 발은 따뜻하고 머리는 차게.
버선이나 짚신은 발에 보온성을 줄 수 있고 발바닥을 자극하는 역할을 해줌. 옛날 신랑의 발바닥을 때린 속뜻은 발바닥의 자극으로 첫날밤을 잘보내란 의미, 발을 통해서 건강을 지키게 해준다.

*발은 제2의 심장이다.
① 심장에서 동맥을 통해 발바닥으로 내려 보내진 피가 발이 보행시 가해지는 압박을 통해 분포되어있는 모세혈관을 수축시켰다 이완시킴으로써 혈액순환을 증진 시켜준다.(펌프기능)
② 발의 기능과 심장의 기능이 거의 같다.
③ 혈액순환의 정체가 가장 일어나기 쉬운 부분.
그러므로 발은 심장과 가장 멀리 있기 때문에 많이 걸을수록 좋다.

## 4. 발관리시 주의점

### 1)한의학 이론과 서양의학과의 차이점

한의학은 병의 원인 치료목적: 침, 한약
양의학은 병의 결과 치료: 약, 수술

2) **치료의학**: 병을 치료하는것에 우선을 둠
3) **예방의학**: 예방이 우선(발건강법)
4) **경혈**: 기가 들고 나는 자리로 한의학에서 침을 놓는 자리임.
5) **기**: 사기, 정기 결국수기요법시 사기빼고 정기를 넣어주는 것.

**사기의 원인**

내적요인: 칠정(희, 노, 우, 사, 비, 공, 경)
외적요인: 육음(풍, 한, 습, 서, 조, 화)

6) 발관리시 애심으로 하며 병명을 단정 하지 않는다.

7) 발관리시 주의 해야 할 사람

① 임산부: 초기 임산부인 경우 유산의 가능성이 있다. 착상이 잘 안됨.

② 당뇨환자: 초기당뇨일 경우는 좋으나 이미 순환하기 계통의 장애가 진행되었을 때 만일의 경우 발에 상처가나서 감염이 되면 혈액 순환이 안 되므로 치유가 어렵다. 심하면 발이 썩는다.

③ 심장질환자: 강하게 대응하면 혈액순환 증가로 쇼크될 수 있다.

④ 노약자, 어린이: 약하고 짧게 대응(한족당 5분 정도)

⑤ 전염병환자

⑥ 수술직후: 혈액순환 증가로 수술부위 잘 아물지 않고 터질수도 있다. 생리는 자연석 현상이므로 생리통, 분순에는 발관리가 좋다.

* 임산부, 당뇨환자, 노약자, 어린이에 대한 발관리는 약하고 부드럽고 짧은 시간으로 하면 도움이 된다.

## 8) 발관리사가 갖추어야 할 조건

① 일에 대한 흥미가 있어야 한다.

② 올바른 교육을 받아야 하고 경험이 풍부해야 한다.

③ 진심으로 애심을 갖고 고객들의 발을 만져야 한다.

④ 풍부한 의학 지식을 겸비 해야 한다.

⑤ 단정한 용모.

## 9) 반사구 및 대응법이란?

인체의 기관이 분포된 자리를 반사구라 하며 그 자리에 노폐물이나 결절이 느껴지면 손이나 봉으로 깨뜨리거나 녹여서 체외로 배출 시키는 것을 말한다.

### 10) 반사구에서 느껴지는 결절의 종류

① 크리스탈
② 소결절
③ 노폐물
④ 침전물

### 11) 결절의 생성단계

① 초기결절: 모래처럼 사글사글한 느낌
② 중기결절: 조그마한 돌맹이 느낌
③ 말기결절: 큰돌처럼 덜거덕 거리는 느낌
관리를 통해 말기-중기-최기 상태로 되돌린다.

### 12) 만성질환자의 발 특징

1회 관리시 결절의 느낌이전혀 없고 통증만 심함
5-7회 관리하면 발에 탄력이 붙으면서 반사구의 결절이 올라오는 것이 느껴진다.

### 13) 관리후 노폐물 배출

관리가 끝난후 무릎의 20센티미터까지 마사지 하여 결절이 혈액 순환을 통해 배출될 수 있도록 한다. 방치하면 원상태로 되돌아 간다.

### 14) 발관리의 장점

① 혈액순환 증진
② 림프계통 강화 (면역기능강화)
③ 호르몬 분비조절 (질병의 80%가 호르몬 이상으로 온다)

**단점**

①효과 발생기간이 길다.
②처음에 통증이 올 수 있다.

## 15) 발관리 후 명현현상

① 몸이 나른해진다
② 잠이 온다
③ 갈증이 난다
④ 산통(예전의 병자리가 혈액순화의 증가로 나타남 예:멍)
⑤ 모세혈관 터짐
⑥ 식욕증가
⑦ 숙면
⑧ 뇨액의 변색
⑨ 구토

## 16) 발관리의 유익한 점

① 혈액순환의 흐름을 원활하게 촉진 시켜 피로를 없앤다.
② 체내 독소, 노폐물을 배설시켜 건강을 지킨다.
③ 신진대사 기능을 더 강화 시켜 젊음을 유지시킨다.
④ 세포를 자극, 활발하게 해서 노화를 방지 한다.
⑤ 내분비균형을 증진 시켜 피부를 아름답게 만든다.
⑥ 퇴하되는 기능을 회복시켜 발생할 수 있는 질병을 예방한다.
⑦ 침을 맞지 않고 약복용 없이 지병 개선이 될 수 있다.

## 17) 악성종양이나 암을 앓고 있을 경우

반사구가 형성이 안 되고 발을 만지면 심한 통증이 따른다.

1-3회까지 반사구 대응시 느낌이 전혀 없고 4-5회 이후부터 반사구가 만져지고 통증이 느껴진다.

### 18) 병이 심하게 악화된 상태

혈액순환이 않되기 때문에 반사구가 만져지지 않고 피부가 탄력을 잃은 상태기 때문에 발바닥을 자극하면 통증을 많이 느낀다.

# 02

# 음양오행의 이해

## 1. 음양(陰陽)의 기본개념

음양이란 자연계에 존재하여 상호 관련되는 일부 사물과 현상에 대하여 대립되는 두 방면에 대한 개갈이다. 즉, 대립과 통일의 개념을 함유하고 있다. 음양은 상호 대립되는 두 사물을 대표할 뿐만 아니라 한 개 사물 내부의 상호 대립되는 두 반면도 대표할 수 있다. 음양의 최초의 함의는 태양을 마주한 것과 등진 것 , 즉 양지와 음지로 나타냈고 나아가서는 가후의 따뜻함과 추운 것, 방위의 상과 하, 좌우, 바깥쪽과 안쪽, 운동상태와 상대적인 정지 등을 음양으로 구분하였다.

모든 사물과 현상 가운데 서로 대립되고 영향을 주는 두 가지 면이 존재 하며 음과 양으로 설병할 수 있다. 그럼 음양을 어떻게 구분할 것인가? 일반적으로 격렬하게 운동하는 것, 상승하는 것, 뜨거운 것, 밝은 것, 극적인 것,인체에 대해서 흥분, 추동, 온후 등 작용과 성질이 있는 사물의 양에 속하고 상대적으로 정지하는 것, 하강하는 것, 찬 것, 어두운 것, 소극적인 것, 인체에 대하여 억제, 자윤, 응결 등 작용과 성질이 있는 것은 음에 속한다. 예를 들면 하늘은 양이고 땅은 음이며, 불은 양이고, 물은 음이며, 남자는 양이고 여자는 음이며 기(氣)는 양이고 혈(血)은 음이다.

| | |
|---|---|
| 음(陰) | 땅, 달, 물, 찬 것, 정지하는 것, 어두운 것, 하강하는 것, 억제, 혈, 여자, 오장 |
| 양(陽) | 하늘, 해, 불, 더운 것, 움직이는 것, 밝은 것, 상승하는 것, 흥분, 기, 남자, 육부 |

## 2. 음양(陰陽)학설의 기본내용

음과 양은 서로 상대적이고 대립적인 속성을  지니며, 하나로 어울러질 때 완성된다.(서로 연관을 가지면서 서로 보충도 하고 서로 하나를 이루면서 발생과 조화를 만들어 간다.)

음과 양은 상황에 따라 바뀐다.(음양은 변함없이 한 곳에서 한 모습으로만 있는 것이 아니라 시간과 장소, 조건에 따라서 달라진다. 뚜렷한 한계나 구별없고 서로 바뀌면서 음이 양이 되기도 하고, 양이 음이 되기도 한다. 음은 양에, 양은 음에 서로 포함되어 있다.)

음과 양은 서로 견제하면서 균형을 유지한다.(음양은 끊임없이 변하지만 정상적인 조건에서는 어느쪽으로도 치우치지 않고 상대적인 균형을 유지하려고하는 속성을 지니고 있다. 몸에서 음양의 상대적인 균형이 깨지게 되면 병이 생기게 되는데 이때의 치료는 균형이 깨진 음양을 조화롭게 균형을 맞추는 것이다. 그러므로 음양상으로 볼 때 건강하다는 것은 음양의 조화가 잘 이루어지고 원활하게 순환되고 있는 상태를 말한다.)

| **음(陰)** | 어두움 | 차가움 | 달 | 북 | 여자<br>(암) | 땅 | 사람체내(장부) | 사람앞부분<br>(배) | 육체 |
|---|---|---|---|---|---|---|---|---|---|
| **양(陽)** | 밝음 | 따뜻함 | 해 | 남 | 남자<br>(수) | 하늘 | 사람체외<br>(피부) | 사람뒷부분<br>(등) | 정신 |

음양의 구분: 천지의 모든 사물과 모든 형상은 음양으로 구분할 수 있다.
음양에서의 암수구별은 활동성을 기준으로 하며, 사람 앞뒤의 구별은 해를 받는 부분으로 양으로 구분한다.

음양이 존재하는 이유는 음양의 조화를 이루기 위해서 이다.
음양의 조화가 깨어진 현상은 음과 양의 기가 과함과 부족함 없이 평형을 이루고 있을 때 이를 건강하다고 말한다. 음과 양의 균형이 깨어져 지나치거나 모자랐을 때 병이 생긴다. 그러므로 발건강법은 양을 자극해 음을 좋아지게 하고 좋아진 음이 다시 양을 좋아지게 한다.(음과 양이 균형을 맞추어 준다.)

## 3. 오행(五行)학설

오행(五行)이란 木, 火, 土, 金, 水 등 다섯 가지의 기본물질의 운동을 가리키며 최초에는 '5재(材)'라고 하였다. 오행 학설은 오재설의 기초 위에서 인용하여 모든 만물은 목, 화, 토, 금, 수 다섯 가지 기본물질의 운동변화로 형성되었으며 오행사이에는 상생과 상극관계가 존재한다고 인정한다.

### 1) 오행(五行)의 특성

5행의 특성은 옛사람들이 장기간의 생활과 생산 실천 가운데 목, 화, 토, 금, 수다섯 가지 물질에 대한 소박한 인식의 기초위에서 추상화하여 점차 발전시킨 이론적 개념이며 각종 사물의 오행속성과 사물 사이의 상호연계를 연계를 연구하는 기본 법칙으로 쓰인다. 따라서 오행의 측서은 비록 목, 화, 토, 금, 수에서 기인했지만 실제상에서는 구체적인 물질자체 속성을 훨씬 초월한 광범한 함의를 갖고 있다.

① **木의 특성** : 옛날 사람들은 '목왈곡직(木日曲直)'이라고 하였다. '곡직(곡직)'이란 나무의 생장형태를 가리키는 바 가지는 굽고 위로 옆으로 뻗은 기상을 빌어서 생장승방(升방), 조달서창(條達舒暢) 등 작용과 성질이 있는 사물로 모두 木속한다. 자연계의 바람, 봄 인체에서 간장 등은 목에 속한다.

② **火의 특성** : 옛날 사람들은 '화왈염상(火日炎上)'이라고 하였다. '염상(炎上)'이란 火의 온열(溫熱)하고 상승하는 특성을 가리킨다. 따라서 온열하고 승등(升騰) 작용이 있는 사물은 火에 속한다. 여름, 남쪽, 인체에서 심장 등은 화에 속한다.

③ 옛날 사람들은 '토원가색(土垣稼穡)'이라고 하였다. '가색(稼穡)'이란 흙이 농작물을 파종하고 수확하는 작용이 있음을 가리킨다. 따라서 생화(生化), 승재(承載), 수납(受納) 작용이 있는 사물은 토에 속한다. 방위의 중앙, 5계절의 장하(長夏)철, 인체에서 비위(脾胃)등은 土에 속한다.

④ **金의 특성** : 옛날 사람들은 '금왈종혁(금왈종혁)'이라고 하였다. '종탁(종탁)'이란 변혁의 뜻이다. 따라서 청결, 숙강(숙강), 수렴(수렴) 등 작용이 있는 사물은 金에 속한다. 가을, 서쪽, 인체에서 폐 드은 金에 속한다.

⑤ **水의 특성** : 옛날 사람들은 '수왈윤하(水日允下)'라고 하였다. 이는 물이 적셔주고 아래로 흐르는 특성이 있음을 설명한다. 따라서 차고 매끄러우며 아래로 운동하는 사물은 水에 속한다. 겨울, 북쪽, 인체에서 신장 등 은 水에 속한다.

### 2) 사물의 오행귀속(五行歸屬)

오행학설은 오행의 특성에 비추어 사물의 오행소속을 추리 귀납한다. 사물이 木의 특성과 비슷하면 木에 귀속시키고 火의 특성과 비슷하면 火에 귀속시킨다. 사물의 오행속성은 상술한 사물을 취하여 비교하는 방법외에 간접적인 추리방법이 있다. 간(肝)이 木에 속하므로 간과 관계가 있는 담, 순, 근육 등을 목에 귀속시키는 것이다. 아래의 오행귀속표를 참조하라.

| 오행 | 목 | 화 | 토 | 금 | 수 |
|---|---|---|---|---|---|
| 장(음) | 간 | 심장 | 비장 | 폐 | 신장 |
| 부(양) | 담 | 소장 | 위 | 대장 | 방광 |
| 색 | 청색 | 적색 | 황색 | 흰색 | 흑색 |
| 몸 | 풍륜(근육) | 혈륜(피) | 육륜(살) | 기륜(기운) | 수륜(뼈) |
| 방향 | 동 | 남 | 중앙 | 서 | 북 |
| 계절 | 봄 | 여름 | 늦여름 | 가을 | 겨울 |
| 오관 | 눈 | 혀 | 입 | 코 | 귀 |
| 기후 | 바람 | 더위 | 습기 | 건조 | 추위 |
| 맛 | 신맛 | 쓴맛 | 단맛 | 매운맛 | 짠맛 |
| 기분 | 화를 잘냄 | 잘웃는다 | 생각이 깊다 | 우을근심 | 잘놀람 |
| 신체 | 신경계 | 순환계 | 근육계 | 조직계 | 혈액계 |
| 오시 | 아침 | 낮 | 한낮 | 저녁 | 밤 |
| 오취 | 누린내 | 불냄새 | 고신내 | 비린내 | 석은내 |

### 3) 한의학상 신체 이상 판단 방법

① **망진법(시진법)** : 외적으로 드러나 있는 상태나 피부색으로 보고 판정 상태를 육안으로 판단한다.(눈에 제일큰 비중을 둔다. 자세,, 피부색 등)

② **문진법** : 묻고 들어서 판단한다.(목소리로도 판단한다.)

③ **절진법** : 몸을 만져서 판단한다(진맥등)

④ **경락진법** : 14경락의 경혈점 대응해 판단한다. 인체의 분포된 경락선상의 경혈점을 찾아서 진단하며 압통 유무로 판단한다.

※수기요법 : 경락선상에 분포된 경혈점을 찾아서 풀어 준다.– 기 · 혈 통로를 풀어준다.(진단과 치료가 병행된다.)
※심장의 화기가 강하면 눈꼽이 많이 생긴다.(양끝이 너무 빨개 진다.)
※눈커플이 처지거나 비립종, 물사마귀가 많이 나는 사람은 비장, 위장이 아주 안좋다.
※우리인체의 외면과 내면은 서로 상통한다.
※흰자위가 빨갛게 충혈 되거나 트러블이 잘 생기면 폐기능이 나쁘다.
※검은자위가 유난히 반짝거리는 것은 총기를 나타낸다.
※숱이 많고 검은 사람은 간기능이 좋고, 용맹한 사람이다.
※숱이 적고 색이 옅은 사람은 간기능이 약한 사람이다.
※입술이 크고 힘이 없으면 비장하다.
※귀가 튼튼하지 못하면 심장이 약하다.
※피부색이 희면 폐기능이 약하다.
※살이 찌면 습기에 약하다.
※눈가의 주름이 있으면 심장이 약하다.
※콧등의 주름이 있으면 장이 허약하다.

## 4. 오행 상생(相生)과 상극(相剋)관계

오행은 서로 따로 떨어져 별개로 존재하는 것이 아니라 일정한 규율을 가지고 서로 견제하고 보완하는 관계를 형성하며 존재한다. 이것은 오행의 상생과 상극의 관계라고 한다.

상생의 관계는 흔히 모자(모자) 관계에 비유되곤 한다. 생(생)이란 말에는 자생, 조장한다는 뜻이 들어있다. 즉 상생이란 어머니가 자식을 돌보는 것과 같이 도와주고 보태주는 관계라고 생각하면 된다.

반면 상극의 관계는 부부의 관계에 비유된다. 한쪽이 다른 한쪽을 억제하는 관계라고 하겠다. 한쪽의 힘이 강하면 다른 한쪽이 허약해지는 이치라고 생각하면 된다.

그렇다면 상생관계는 좋은 것이고 상극관계는 나쁜 것이라고 생각하기 쉽다. 그러나 모자관계와 부부관계는 비유는 하나의 상징적인 의미이지 어느 것이 더 좋거나 나쁜 관계라는 의미는 아니다. 예를 들어 금(金)의 기운이 많은 사람에게 같은 금(金)의 기운을 상생하는 관계가 있다면 금의 기운이 너무 과해져 오히려 부작용을 낳을 수가 있다. 이런 경우에는 오히려 상극하는 관계가 도움이 될 것이다.

### 1) 상생관계

서로 도와주고 살려주는(살아가는) 관계이며, 조성과 협조의 관계이다.

서로 도와주고 살려주는 관계라는 것은 한 사물이 살기 위해서는 다른 사물들의 보이지 않는 도움을 통하여 살아갈 수 있는 것이고 자신이 살아간다는 것 자체가 다른 사물들이 살아갈 수 있는 여건을 만들어 준다는 자연의 순리를 말한다. 즉 나무는 불을 낳고(木生火), 불은 흑을 낳고(火生土), 흑은 쇠를 낳고(土生金), 쇠는 물을 낳고(金生水), 물은 다시 나무를 낳는다(水生木)는 것이다. 다시 말해서 나무는 타는 성질이 있어서 불이 되어 타고, 다 타고 나면 재가 되어 흙이 되고, 흙속에는 광물질이 녹아 있어 모이게 되면 금속이 되고, 금속을 녹이면 물이 되고 이 물은 다시 나무를 자라게 하는 자연의 이치를 상생관계라 한다.

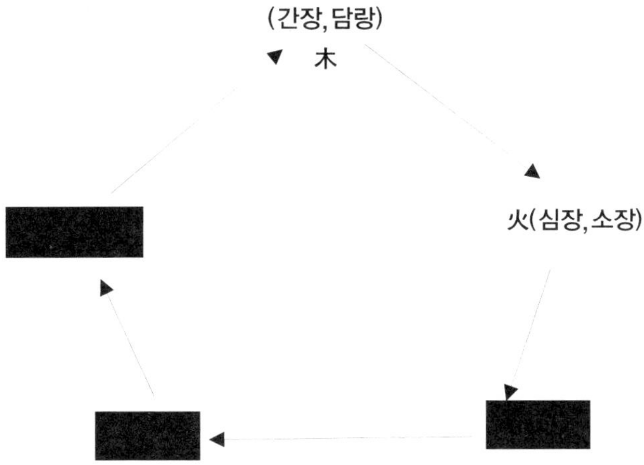


| 水生木(수생목) | 생명의 탄생, 물이 나무를 자라게 한다. |
| --- | --- |
| 水生火(수생화) | 나무가 타면, 불이 된다. |
| 火生土(화생토) | 불이 타면 재(흙)이 된다. |
| 土生金(토생금) | 흙속에서 금속(광물질)이 난다. |
| 金生木(금생목) | 금속은 녹이면 물(액체)이 된다. |

병이 났을 때 그 병의 원인을 찾아 치료해야 하며, 그 원인을 찾는 것이 바로 오행이다.(생생과 상극으로 병의 원인을 찾는다.)

장부의 상생관계는 심장 □ 소장은 비장 , 위는 폐 □ 대장을 폐 □ 대장은 신장 □ 방광을 신장 □ 방광은 간장 □ 담랑을 도와준다. 즉, 간장에서 정화된 혈액이 심장에 공급되면 심장은 깨끗한 피를 비장에 공급하며 폐에 전달된 피는 신선한 산소와 가스 교환이 이루어지고 신선한 피는 다시 간장으로 공급되는 원리이다.

심장과 폐 사이에 비장이 있고, 비장과 신장 사이에 폐가 있고, 신장과 심장 사이에 간장이 있다. 즉 심장과 폐가 건강해야 비장도 건강하며 비장(혈액의 질과 양)이 건강하면 신장(체내 노폐물 배출)도 건강하고 신장이 건강하면(깨끗한 혈액을 공급하게 된다.) 폐도 건강해 진다.

간장자생이란 위와 같이 양쪽 장부의 기능이 좋으면 그 사이에 있는 장부가 저절로 좋아지는 현상이다.(예 : 간장, 비장이 좋으면 심장도 좋다.)

### 2) 상극관계

서로 견제하는 관계(조화를 이루기 위하여 견제한다.)로서 일방적 내림관계이다.

나 자신이 살기 위하여 다른 사물을 짓누르며 못살게 하는 견제의 속성을 가지고 있다. 즉 나무가 흙을 해하고(木克土), 흙은 물을 가두고(土克水), 물은 불을 끄고(水克火), 불은 금속을 녹이고(火克土), 금속(쇠)는 나무를 자른다(金克木)는 것을 가리킨다. 다시 말해서 나무가 자라기 위하여 뿌리는 땅에 내림으로써 땅을 못살게 하고, 흙을 모아서 땅을 만들기 위하여는 물을 막아야 하며, 물은 자신을 보존하기 위하여 불을 끄게 되고, 불은 금속을 녹이고 다시 이 금속은 나무를 자를 수 있는 도구로 만들어져 나무를 해하게 되는 관계를 상극관계라 한다.

| | |
|---|---|
| 木克土(토극수) | 나무가 흙을 해한다. |
| 土克水(토극수) | 흙은 물을 가둔다. |
| 水克火(수극화) | 물은 불을 끈다. |
| 火克金(화극금) | 불은 금속을 녹인다. |
| 金克木(금극목) | 금속은 도구로 나무를 해한다. |

장부의 상극관계는 간장은 비장을 비장은 신장을 신장은 심장을 심장은 폐를 폐는 간장을 해한다.

심장의 병이 폐에 전달 → 폐의 병이 간장에 전달 → 간장에서 비장으로 병이 전달 → 비장에서 신장으로 전달 → 신장기능 장애 발생 → 노폐물 정화 안된 혈액이 심장으로 되돌아가며, 위험한 상태의 순환이 계속된다.

즉 상극관계에서는 예를 들면 폐가 간장을 해하는 관계로써 간장이 안좋으면 신장이 나빠지므로 발관리시 같이 대응해줘서 조화를 맞춰주어야 한다.

(혈액순환에 의해 호흡이 원활해진다.)

간장자사란 양족장부의 기능이 나쁘면 그 사이에 있는 장부가 저절로 나빠지는 현상이다.(예 : 간장, 비장이 나쁘면 심장도 나빠진다.)

칠전자사란 위와 같은 상극관계로 모든 장부의 기능이 안좋아져 죽음을 이르는 병이다.

각 장부와 몸의 관계는 간장이 관장하는 몸의 장부는 근육이며, 반대로 근육이 관장하는 장부는 간장이 된다. 그러므로 간장이 안좋으면 근육에 이상이 온다.

신장이 안좋으면 신장이 관장하는 뼈에 이상이 와서 관절등 뼈가 약화(노폐물 배출이 안되므로 몸에 요산이 쌓인다. 요산은 뼈에 치명적이다.)되며, 비장이 안좋으면 관장하는 부분인 살(얼굴)에 트러블이 발생하고 피부색이 좋지 않다.

연관통이란 위와 같이 서로 관장하며 연관된 장부나 몸이 좋지 않을 경우 같이 나빠지는 현상이다.

**육장 육부와 음약오행 도표**

<table>
<tr><th>음양</th><th>경락명</th><th>오행</th><th>분포</th><th>기 능</th><th>유주(流注)</th></tr>
<tr><td>음</td><td>폐경</td><td>금</td><td rowspan="6">팔</td><td>폐장을 중심장기로 폐 및 호흡기증세를 나타내는 경락.</td><td rowspan="6">음 양<br>경 경<br>‖ ‖<br>어 손<br>깨 끝<br>에 에<br>서 서<br><br>손 얼<br>끝 굴</td></tr>
<tr><td>양</td><td>대장경</td><td>금</td><td>대장을 중심장기로 대장의 배설기능을 나타 내는 경락.</td></tr>
<tr><td>음</td><td>심경</td><td>화</td><td>심장을 중심으로 뇌 및 정신작용도 나타내는 경락.</td></tr>
<tr><td>양</td><td>소장경</td><td>화</td><td>소장을 중심으로 소장 및 유마관(乳魔管) 상태를 나타내는 경락.</td></tr>
<tr><td>음</td><td>심포경</td><td>화</td><td>혈관 및 내분비관, 임파관과 같은 관(管) 계열의 증세가 나타나는 경락.</td></tr>
<tr><td>양</td><td>삼초경</td><td>화</td><td>뇌막, 흉막, 복막, 횡경막, 장간막과 같은 막계열의 증세가 나타나는 경락.</td></tr>
</table>

**육장 육부와 음약오행 도표**

<table>
<tr><th>음양</th><th>경락명</th><th>오행</th><th>분포</th><th>기 능</th><th>유주(流注)</th></tr>
<tr><td>양</td><td>위경</td><td>토</td><td rowspan="6">다리</td><td>위를 중심장기로 계주(繼走)신경계열의 증세가 나타나는 경락.</td><td rowspan="6">양경 ‖ 얼굴에서 발끝<br>음경 ‖ 발끝에서 가슴</td></tr>
<tr><td>음</td><td>비경</td><td>토</td><td>비장을 중심으로 소화분비 및 정맥 상태를 나타내는 경락.</td></tr>
<tr><td>양</td><td>방광경</td><td>수</td><td>방광을 중심으로 방광 및 생식기능과 비(脾)신경 증세를 나타내는 경락.</td></tr>
<tr><td>음</td><td>신경</td><td>수</td><td>신장을 중심으로 신장과 부신(副腎), 생식선의 증세를 나타내는 경락.</td></tr>
<tr><td>양</td><td>담경</td><td>목</td><td>담경을 중심으로 담낭과 뇌신경증세를 나타내는 경락.</td></tr>
<tr><td>음</td><td>간경</td><td>목</td><td>간장을 중심으로 간장 및 근골의 증세를 나타내는 경락.</td></tr>
</table>

# 03

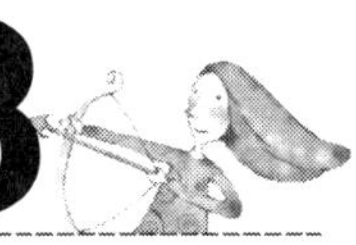

# 인간생명의 과정

## 1. 인간생명의 생성과정

인간의 탄생= 성관계, 정자+난자=수정체

SEX=라틴어로 "나누다, 분할하다" 의 어원을 둠

### 1) 정자

① 정자는 하나의세포로 자신의 먹이가 되는 또다른 세포(정자꼬리)미토콘드리아로 구성

② 정자의 머리부분에는 DNA 유전자 정보있음.

③ 정자생성기간은 3개월

④ 정액량: 2-5cc(평균 3.5cc) , 1억2천-2억

⑤ 무정자증: 정자가 없는 것이 아니라 활동성 정자가 2천만마리 이하일 경우를 말한다. 1cc당 100만마리 이하이면 불임.

⑥ 임신이 가능키위해서는 1cc당 5-6천만마리 이상, 활동성정자 40%이상 이어야 하고 비정상형태의 정자가 50%이하여야 한다.

⑦ 자궁내에서 난관까지 정자의 꼬리운동보다는 난관의 근육수축에 의해 안으로 들어간다.

### 2) 난자

2차성장기인 사춘기에 생성, 여성호르몬인 에스트로겐의 영향으로 난소에서 난자가 만들어진다. 한달에 한번 만들어진다.

폐경까지 약 400개의 난자가 만들어지며 난자의 생존기간은 24시간이며 그 중 정자를 받아들이는 시간은 12시간임.

### 3) 임신(수정)

사람이 가진 23쌍의 염색체 가운데 남자와 여자에서 다르게 나타나는 1쌍의 성염색체

가 성을 결정 한다. 수정이 일어나면 감수분열로 인해 정자 난자의 염색체가 절반씩으로 줄지만 그 절반이 다시 결합하여 하나가 되기 때문에 XX와 XY 두가지 형태로 나타나 XX면 여자, XY면 남자 가 되는데 이것을 유전적 성 이라 한다. 따라서 태아의 성은 수정 순간 정자속 성염색체에 의해 결정된다.

난자 : 23개의 염색체(22+X)
정자 : 23개의 염색체(22+X(딸)), 22+Y(아들))
염색체수 : 46개(23쌍)
44+XX= 여자
44+XY= 남자

*자궁외 임신 : 난소에서 수정된 수정체가 난소관을 타고 자궁으로 내려와야 하는데 난관이나 골반에 생겼던 염증성 질환 등의 후유증으로 인해 수정란이 자궁으로 내려오지 못하고 난관내에서 자라다가 파열됨으로써 신모의 목숨이 위험해짐.
*복강내 임신 : 복강내 자라다가 파열되는 것으로 원인은 불결하거나 문란한 성 생활이고 증상으로는 평소보다 생리량이 줄어들면 병원에 가본다.

*쌍둥이
① 일란성: 난자1개 정자1개가 분열되어 2개로 나누어짐
② 이란성: 에스트로겐 과다분비로 난자생성이 비정상적으로 빨라져 몇 개의 난자가 생성되고 각각의 난자마다 정자가 들어가 수정된 상태.

### 4) 수정체

① 1-8: 배아기(배자기)라하며 성인에게 있는 구조 4500개의 90%가 생긴다.

조직의 생성과 분화가 이뤄지고 인간의 형체가 형성된다. 분열이 왕성한 시기이므로 기형 발생율이 높은 시기, 조직분화가 완성되기 전이므로 세포 하나만 침범되더라도 기형을 유발 할 수 있다.

* 기형의원인: 술, 담배, 약물, 유전적요인

② 9주: 태생기, 태아기로 분열된 기관이 제모습을 갖추는 시기.

③ 12주: 태아의 성별구분가능, 심장박동, 뇌세포 활동시작.

*38주가 지나면 세포에서 2조개의 세포를 가진 신생아로 태어난다. 성인은 60조개의 세포, 신생아는 2조개의 세포로 커 가면서 세포분열된다.

### 5) 세포(유전)

부모의 형질이 자식에게 나타나는 현상을 유전이라 하는데 형질이란 그 삶의 얼굴형태, 혈액형, 성격 등 개개의 생물학적 특징을 말함, 그 형질이 정보로 부모에게서 자식에게 전해지는 것이다. 즉, 생식세포 속에 있는 염색체에 유전자가 포함되어 있는 것인데 이것이 유전자를 전달하는 것이다. 유전자는 디옥시보리 핵산(DNA)이라고 하는 화학물질인데 우리들은 부모로부터 약 5만종류의 유전자를 물려받는다. 하나의 염색체에는 수천개의 유전자가 배열되어 있고 DNA는 혈액이나 체액, 머리카락의 모근 등에서 적출한다.

① DNA: 건물의 설계도 역할, 70만여개의 유정정보 보유

② RNA: DNA인자를 받아서 설계도 도면대로 만드는 역할을 한다.

*기형이란: DNA와 RNA의 연계체계가 잘못되어 제위치를 찾지못함.

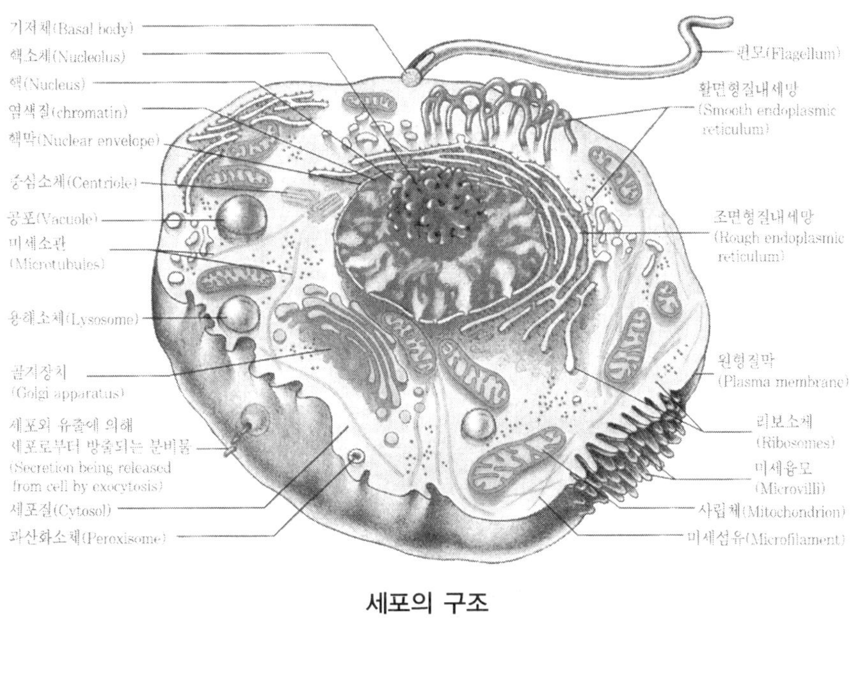


세포의 구조

## 2. 신경계통

① **신경이란**: 신경계포(뉴런)가 모인 것으로 실이나 끈처럼 보인다. 척수신경 31쌍, 뇌신경12쌍, 자율신경으로 갈라져 전선처럼 몸의 구석구석 까지 연결되어있다.

② **역할**: 인체내외부에서 벌어지는 상황에 종합적으로 대처 할 수 있게 만들어진 계통으로 뇌, 척수, 감각기관 관장한다. 신경은 몸 각 부분, 내장 등과 연락을 유지하고 정보를 모으거나 기능을 통제 하기도 하는 극히 중요한 기관이다. 신경은 신경전체의 중심이 되는 중추신경(뇌, 척수)과 중추신경으로부터 전신으로 뻗어 나가는 말초신경 두가지로 나누어진다.

③ **구분**: 중추신경계와 말초신경계로 구분

ⓐ 중추신경계: 말초에서 받아들인 정보를 종합하여 분석, 판단하고 조정하면서 다시 말초로 운동자극을 전달하도록 반응 하는 곳. 느끼고 행함. 뇌 척수로 구성

ⓑ 말초신경계: 느낌없이 본능적, 무의식적으로 행함. 뇌 척수로부터 몸 구석구석까지 뻗은신경을 중앙으로 보내거나 명령을 전달하는 몸의 통신망이다. 자율신경은 체내의 여러 가지 장기, 기관의 기능을 무의식적으로 조절하는 신경으로 체성신경계와 자율신경계로 나눈다.

*체성신경계: 뇌와 척수에서 나오며 감각신경과 운동신경으로 구성.
*자율신경계: 대뇌의 직접적인 지배를 받지 않고 독자적으로 작용하며 주로 혈관이나 내장기관에 분포한다. 길항작용을 하는 교감신경과 부교감신경으로 구성된다.

④ **기능**

ⓐ 감각기능: 느껴지는 감정(예: 예쁜여자를 보고 예쁘다고 느낌)
인체내의 모든상황, 변화등 자극을 받아 들이는 기능으로서 말초에서 중심 쪽으로 전달된다.

ⓑ 운동기능: 감각통해 느낀 것을 표출하는 기능(예:여자에게 감정표현)
말초의 조직 또는 세포로 하여금 어떤 기능을 수행하여 한 기관이 적절하게 일을

할 수 있도록 자극하는 기능으로 중심에서 말초를 향하여 전달된다.

*소아마비는 운동기능 이상이고, 나병은 감각기관 이상이다.
*신경세포의 구성- 신경조직, 결합조직, 혈관

## 3. 뇌, 척주(脊柱)

### 1) 뇌

뇌는 두개골 속에 있으며 대뇌, 소뇌, 그리고 이들에 둘러쌓인 뇌간으로 구성 되어 있다.

뇌는 사물에 대해 생각 하거나 감정을 가지는 일 뿐만 아니라 체내의 다양한 기관을 종합적으로 조절하여 생명을 유지하는 중요한 역할을 한다. 뇌를 구성하는 최소단위는 뉴런이라 불리는 신경세포이다. 뇌에는 수백억개의 뉴런이 있어서 상상을 초월할 정도의 복잡한 회로로 연결되어 있다.

**① 뇌의특징**

ⓐ 뇌는 재생불가, 감각 무

ⓑ 혈액공급 15초만 중단되어도 위식불명

ⓒ 4분간 중단되면 뇌 손상

ⓓ 뇌간출혈을 사망을 초래

ⓔ 뇌크기:남평균 1380g, 여평균 1250g

ⓕ 뇌의 기능 평생 20%사용

ⓖ 식물인간이란 대뇌와 소뇌의 기능은 마비 되었으나 뇌간의 기능이 살아 호흡과 심장 박동이 유지 되는 경우

**② 뇌의 성장**

ⓐ 0-5세: 성장속도가 가장 빠름

뇌의 성장은 다리의 성장과 밀접한 관계에 있으며 보행기능이 뇌기능을 활성화 시키는데 중요한 역할을 한다. 그러므로 머리가 아플때 산책 등 걷기를 하면 증

상이 호전된다.

ⓑ 5-7세: 장심형성

발바닥의 아치궁 형성하여 무게 분산과 스프링 역할.

평발-발바닥의 근육이 평평해져 있어 힘의 분배가 안되므로 오래 걷거나 뛰면서 피로하고 아치궁안의 반사구인 소화기 계통이 좋지 않다. 이 시기 아치가 없을시 골프공으로 굴려주면 회복이 가능

ⓒ 7-20세: 서서히 성장 하다가 20세에 성장 멈춤

ⓓ 25세 이후: 1일 2만여개의 뇌세포가 파괴, 뇌의 활용도 높이는 것이 상책.

단명: 운동선수, 장수: 학자

**③ 뇌의 구분**

ⓐ 전뇌: *대뇌: 뇌의 80%, 대뇌피질로 구성, 무게 남1380g, 여1250g

대뇌피질에는 많은 신경세포 분포, 바이오리듬조절, 먹는 일, 성행위에 관여. 대뇌 좌우중 왼쪽이 오른쪽보다 큰 이유는 오른손으로 더 많은 일을 하기 때문이다.

*간뇌: 시상과 시상하부로 구성, 무게 4g정도.

시상하부: 자율신경의 조절중추, 체온조절, 혈당량조절, 삼투압조절

뇌하수체로 하여금 호르몬분비조절 자극도 한다.

시 상: 회색질로 구성된 부분으로서 후각을 제외한 모든 감각기관을 중계하는 곳이다.

ⓑ 중뇌: 전뇌와 후뇌사이에 위치, 운동신경의 조정장소

* 대뇌다리 *중뇌덮개

ⓒ 후뇌: ⓐ 교뇌: 얼굴신경 관장, 3차신경(태양혈). 다리역할, 소뇌와 다른 중추신경계통의 부 분을 연결하는 신경섬유의 연락 장소이다.

ⓓ 소뇌: 혈압조정점, 순환기 계통 장애 눈, 귀, 피부, 골격근. 힘줄 등에서 오는 신경자극을 받는다. 신체균형, 운동조절

ⓒ 연수(수뇌): 위로는 교뇌와 연결되고 아래로는 척수가 이어지는 뇌의 마지막 부분, 뇌에서 내려오던 운동신경 섬유가 이곳에서 교차하므로 좌우가 바뀌게 된다.

## 뇌 신경주 삼차신경이란?

감각 및 운동의 혼합신경이다. 얼굴, 머리의 피부, 입속과 목구멍의 점막, 혀 및 치아의 일반감각을 맡고 저작근육의 운동을 맡는다.
삼차신경은 세 개의 가지신경으로 나누어지는데 눈신경, 상악신경, 하악신경으로 나누어진다. 눈신경과 상악신경은 순수한 감각신경이고 하악신경은 감각과 운동의 혼합신경이다.

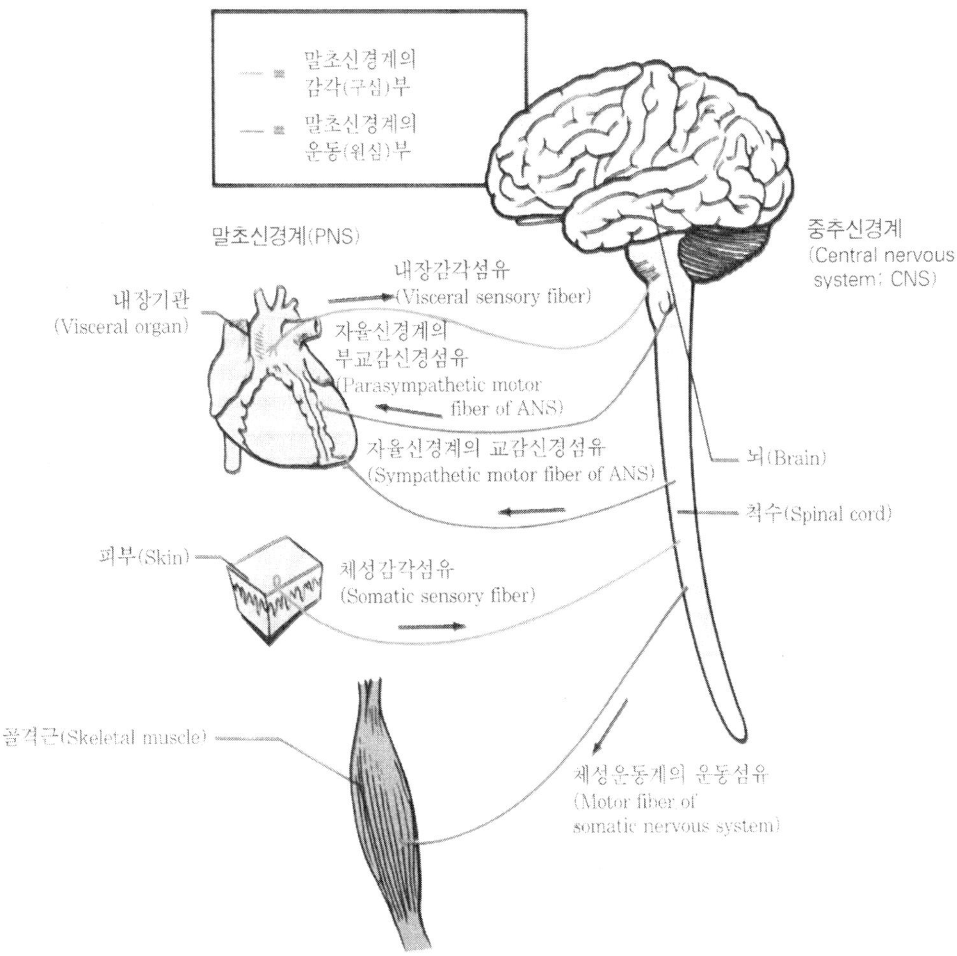


신경계통의 조직체계

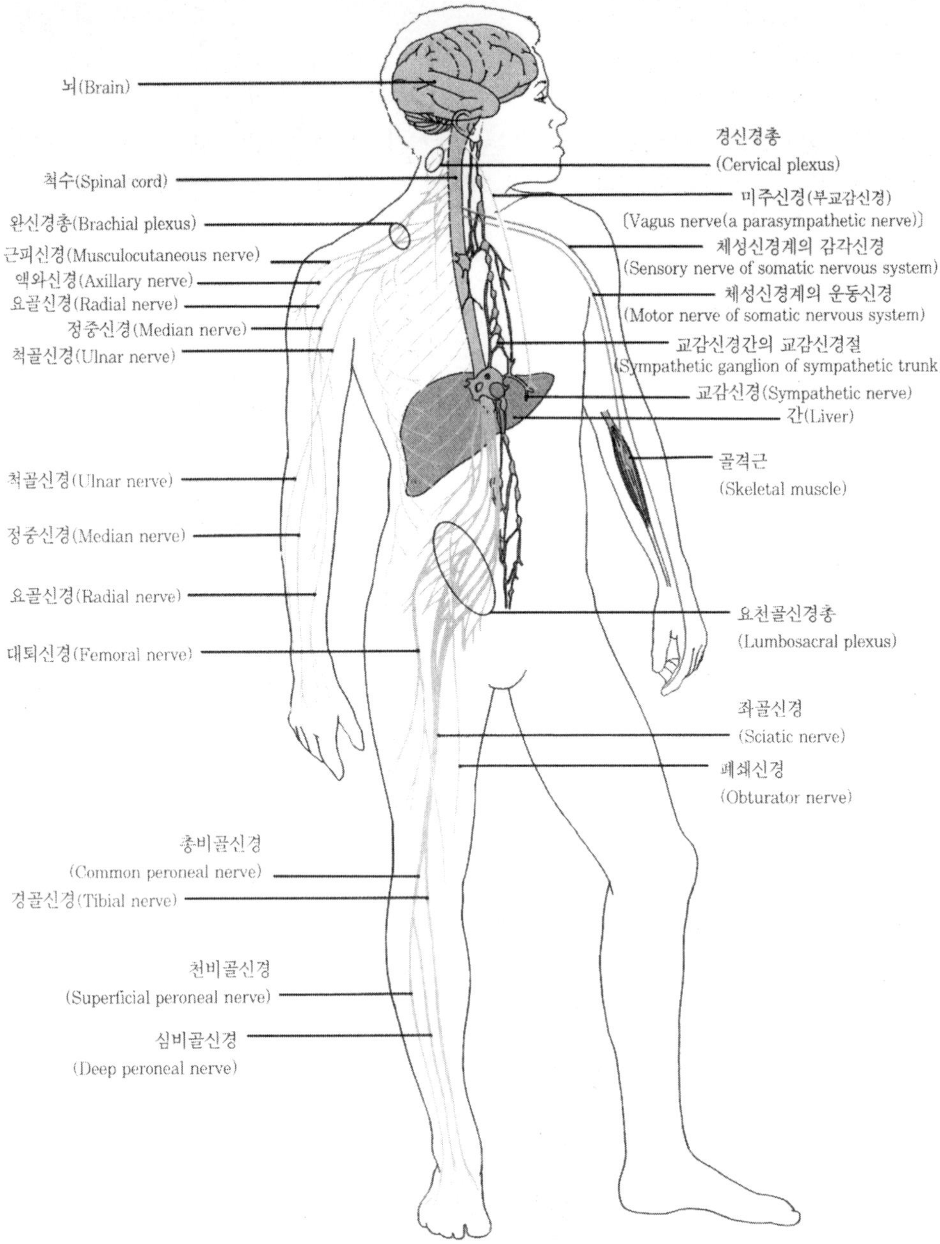
뇌(Brain)
척수(Spinal cord)
완신경총(Brachial plexus)
근피신경(Musculocutaneous nerve)
액와신경(Axillary nerve)
요골신경(Radial nerve)
정중신경(Median nerve)
척골신경(Ulnar nerve)
척골신경(Ulnar nerve)
정중신경(Median nerve)
요골신경(Radial nerve)
대퇴신경(Femoral nerve)
총비골신경
(Common peroneal nerve)
경골신경(Tibial nerve)
천비골신경
(Superficial peroneal nerve)
심비골신경
(Deep peroneal nerve)
경신경총
(Cervical plexus)
미주신경(부교감신경)
[Vagus nerve(a parasympathetic nerve)]
체성신경계의 감각신경
(Sensory nerve of somatic nervous system)
체성신경계의 운동신경
(Motor nerve of somatic nervous system)
교감신경간의 교감신경절
(Sympathetic ganglion of sympathetic trunk)
교감신경(Sympathetic nerve)
간(Liver)
골격근
(Skeletal muscle)
요천골신경총
(Lumbosacral plexus)
좌골신경
(Sciatic nerve)
폐쇄신경
(Obturator nerve)

인체의 신경계통

## 2) 척주

척주는 인체에서 몸과 목을 지탱하는 뼈대 역할을 하는 구조물을 척추라 함.

척주속에는 중추신경의 일부인 척수가 흐르고 있다.

척주 전체길이의 3/4을 척추뼈가 나머지1/4을 척추사이 원반이 차지하고 있는데 그 부위와 모양에 따라 다섯종류로 구분된다.

척추뼈 전체(독립된 척추뼈들의 모임, 안에 척수가 들어있음)

1. 경추(경수): 7마디- 뇌, 목, 팔 관장
2. 흉추(흉수): 12마디-오장 육부 관장
3. 요추(요수): 5마디-비뇨기계통, 생식기계통(상체굽힐때 가장힘을 많아 받는 부분)
4. 천추: 5마디
5. 미추: 4마디

*척추뼈는 청년기 이전까지는 모두 33개의 독립된 뼈로 이루어져 있으나 성년이 되면 천추와 미추는 떨어져 각각의 척추뼈가 서로 융합되고 뼈로 바뀌어서 5개의 천추와 4개의 미추는 서로 붙어서 한 개의 뼈가 된다. 다른 24개의 척추뼈들은 일생동안 분리된 채로 남아있어 이들을 참척추뼈라 하고 천추와 미추는 거짓 척추뼈라 한다.

*척추: 척추뼈 마디마디(원반모양, 만곡)
경추(목만곡): 전체가 앞으로 휘어져 있다.
흉추(가슴만곡): 뒤로 휘어져야 정상
요추(허리만곡): 앞으로 휘어져야 정상
천추. 미추(천골만곡): 뒤로 휘어져야 정상

*만곡: S자 모양을 말한다.
생후 3개월 이전까지는 목, 가슴, 허리의 구별없이 전체가 뒤로 불룩하게 휘어있던 것이 생후 3개월이 지나면서 목만곡이 생기고 18개월이 지나면 허리만곡이 생겨 성인만곡 형태를 갖추게 된다.

* 척수란: 척추뼈 줄기로 흐르는 젤 타입의 액체로 길이가 40-45Cm 에 이르며 경추1번에서 요추 1.2번까지 이어진다.

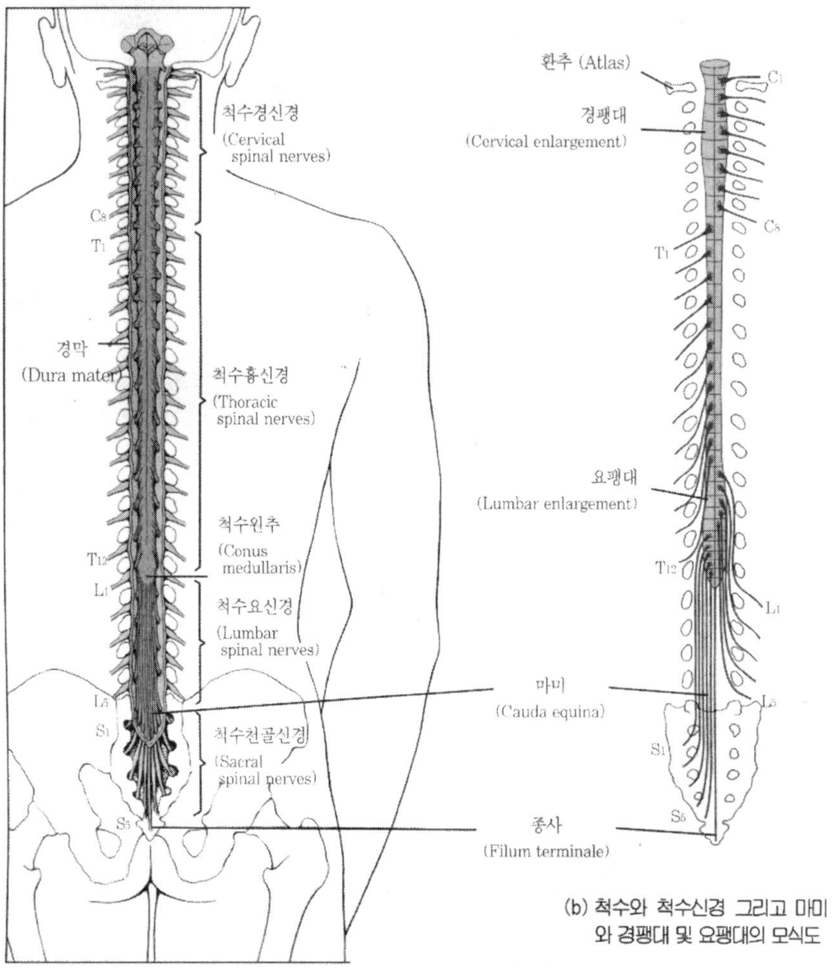


(a) 척수와 정상위치에서의 척수신경의 원위의 위치

(b) 척수와 척수신경 그리고 마미와 경팽대 및 요팽대의 모식도

척수

# 4. 호흡기계통

영양소를 태우는 산소운반 기관들의 모임

호흡-체내 산소공급-음식물과 결합-산소찌꺼지, 이산화탄소배출

## 1) 호흡기의 구조

코-인두-후두-기관-기관지-폐포

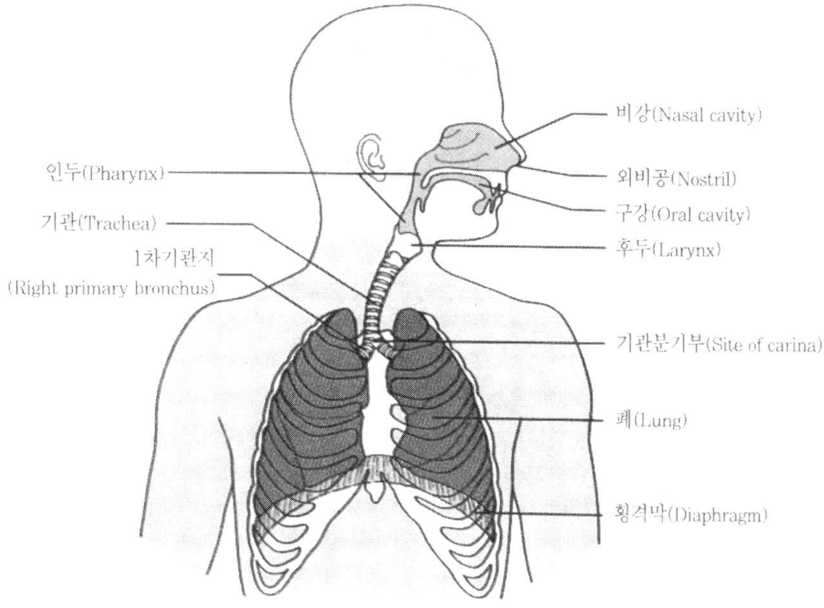


호흡계통의 구성

## 2) 호흡이란?

우리체내에서는 산소를 끊임없이 받아들여 신진대사가 계속 이뤄지게 되는데 이 결과 생기게된 이산화탄소를 체외로 방출하게 된다.

이 과정을 호흡이라 한다.

1차호흡(폐호흡)-산소를 들이 마시는것.

2차호흡(조직호흡, 세포호흡)-세포와 세포사이의 가스교환.

세포에서 유기물질을 산화, 분해시켜 생활에 필요한 에너지를 얻는 과정을 세포호흡이라 한다. 세포호흡은 세포내 미토콘드리아에서 일어난다.

*성인 1분에 15-20회 호흡, 1회 400-500cc, 1분에 8ml, 하루12kl마심
*호흡은 자율 신경의 지배받음

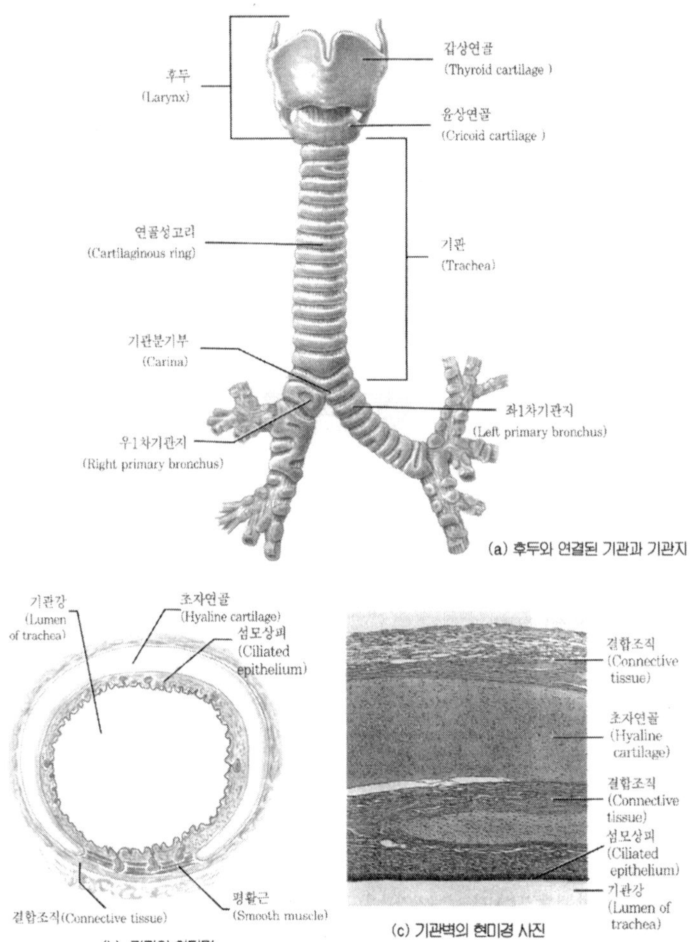

(a) 후두와 연결된 기관과 기관지

(b) 기관의 횡단면

(c) 기관벽의 현미경 사진

**호흡사진**

### 1) 코

코는 바깥코(외비)와 그 바로 안쪽의 비강, 그리고 비강에 잇닿아 주위의 여러뼈의 내부에 뻗쳐있는 부비강으로 나뉜다.

**(1) 비강** : 점막과 모세혈관으로 구성, 코인두와 연결되어 안쪽으로 들어갈수록 굴처럼 넓은 구조를 가지고 있으며 눈, 귀, 입이 비강에서 굴처럼 연결되어 있어 이곳을 부비동이라 한다.

**(2) 비강의 역할**

① 이물질제거: 공기를 통해 들어온 이물질들은 코털에 의해 1차로 걸러지고 코털이 걸러내지못한 세균과 미립자등은 코 안의 점액이 끈끈이처럼 작용해서 잡아낸다. 점액은 몇시간 동안 쓰고나면 부패해서 20분마다 새로운 점액을 만들어 낸다.

② 온도조절: 찬공기나 더운공기가 직접 폐로 들어가서 폐가 상하지 않도록 공기의 온도가 항상 32도 가량을 유지 하도록 해준다 (산소 온도 조절)

③ 습도조절: 건조한 공기는 코안의 점막에 의해 습기를 얻은 후 폐로 들어간다. 폐는 75-80%정도의 습도를 좋아한다.

④ 공명현상: 코 주위와 뼈안에 있는 다섯 종류의 빈 공간이 있다. 이곳에서 습기의 일부를 제공하고 소리를 울리게 한다.

⑤ 후각기능: 음식 냄새를 맡는 기능(자율신경을 통하여 저절로 침이 고이게 하고 위액을 분비시켜 음식을 소화 할 준비를 해놓는다.)

*비강의 염증이 중이염을 발생 시키는 원인 될 수 있다.
*호흡기 계통 질환은 기관들이 연결되어 있어 전이 속도가 빠르다.
*축농증: 만성으로 부비동에 염증이 생긴것(부비동은 코안에 출구가 있어 서로 통하기 때문에 코안의 염증이 부비강으로 잘 전이 된다.)

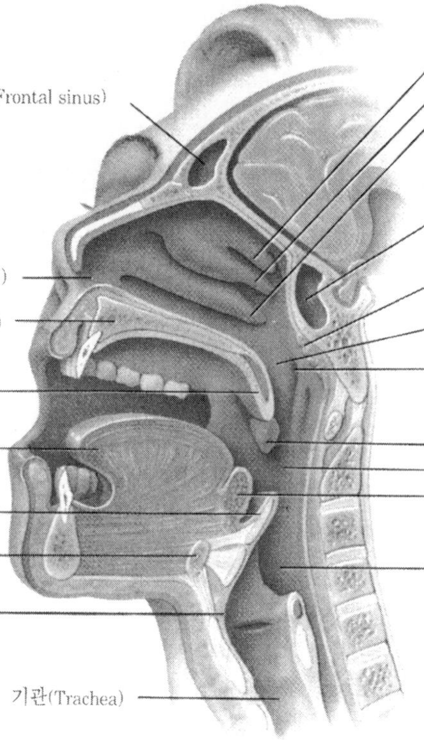


**코의 구조**

### (2) 인두(코인두)

비강 바로 뒤에 위치하며 코인두를 통해 입인두로 연결된다.

기압조절과 이데노이드현상이 일어나는 곳

*아데노이드현상: 인두편도가 염증으로 비대해져 인두속 공간을 가로막아 호흡곤란을 일으키는 현상을 말한다.

### (3) 후두

·인두와 기관사이에 위치, 호흡기도의 한부분으로 목 앞쪽에 튀어나와 있다.

·소리를 만들어 낸다(후두 뒤쪽에 성대 있음)

·성대는 주름으로 이루어져 있으며 이 주름이 음성의 톤을 결정한다.

·후두는 암과 디프테리아가 발생 하는 장소가 되기도 한다.

### (4) 기관

·무수한 점막으로 덮여있다.

·공기의 비상출구로 폐와 제일 가까워 호흡기도가 막힐때 기관에 구멍을 뚫어 튜브로 산소를 공급한다.

·위치: 목에서 가슴으로 연결되는 곳으로 쏙 들어간 부분

·기관 구성세포: 섬모세포(섬모세포는 점액을 만들어 내며 끊임없이 이물질을 비강쪽으로 밀어올리는 운동 즉, 섬모운동을 한다(가래)

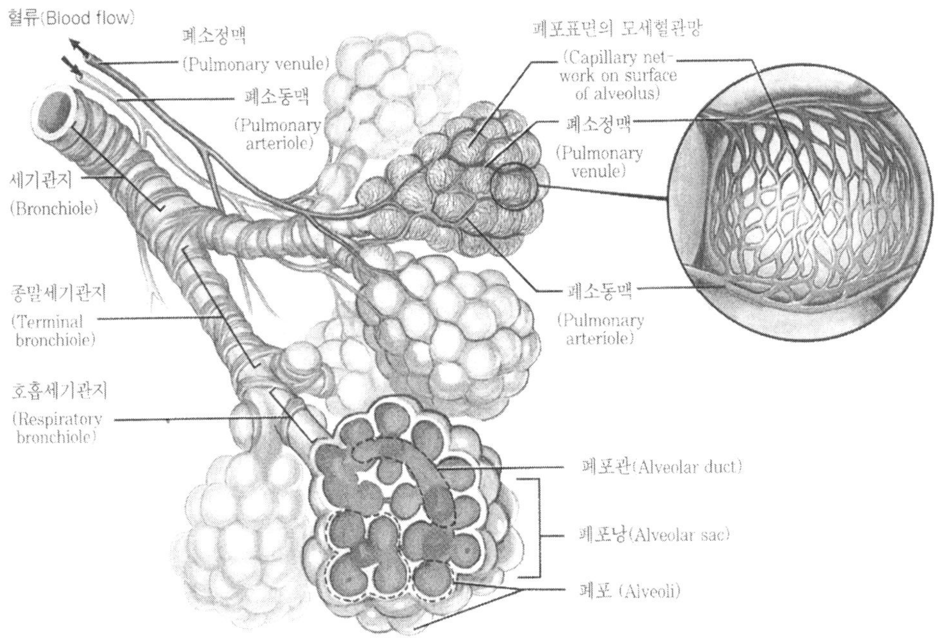


세기관지 및 폐포

### (5) 기관지

·좌우로 나누어짐

·공기를 전달 하는 길

① 1차기관지

② 2차기관지
③ 3차기관지(구역기관지)
④ 호흡세기관지: 육안으로 구분이 안될 정도로 모세혈관 같이 가늘며 폐포와 직접 연결되는 부분

### (6) 폐포(허파꽈리)

·실질적인 호흡이 이뤄지는 둥근 골프공모양으로 폐포와 폐포를 연결하는 세기관지로 구성
·폐포관: 산소공급, 이산화탄소를 받아들이는 주머니
·폐포수: 약3억개(인체면적의 40배, 정구코트정도의 면적)

**뉴해부생리학 강성례 외 메디시언 311P(허파꽈리)**

### (7) 폐

폐의 가장 중요한 기능은 들이마신 공기중의 산소와 혈액중의 이산화탄소를 교환하여 신선한 혈액을 만드는 것이다. 폐는 기관지와 폐포라 불리는 골프공 모양의 작은 주머니가 수없이 달려있으며 이곳에서 가스교환이 일어난다.

*폐는 스폰지 느낌, 어릴때는 연분홍색에서 성인되면서 검은 색으로
*우폐가 좌폐보다 크며 1차기관지도 길다.
*자각증상이 없으므로 이상 느낄시는 위험한 상태

## 5. 소화기계통

### 1) 소화기

·소화기의 구조: 입-인두-식도-위장-소장-대장-항문
·소화기계통: 음식물을 섭취 분해, 흡수, 배출 하는 일련의 기관들
·영양소(음식물)+산소(호흡)---에너지 생성

·소화기 계통기관들은 운동량이 많아 질병 발생도 가장 많다.

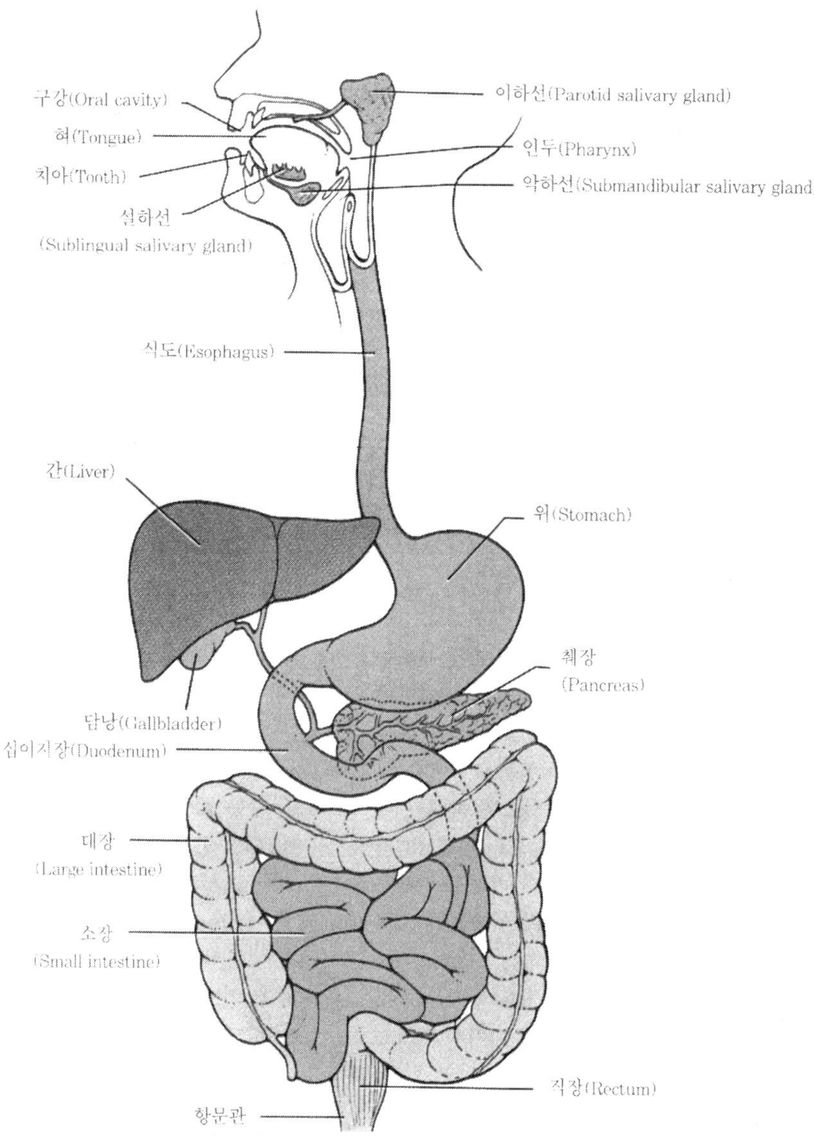


소화기계통

### (1) 입

음식물의 일차분해, 물리적으로 잘게 부수어 침샘에서 분비된 침(파로틴 parotin:침에 분비된 호르몬. 이것이 섞이지 않으면 음식물이 넘어가지 않음)과 음식물을 섞어주는 일을 한다.(녹말---(아밀라제)---엿당)

① 입술: 지방+혈관+근육덩어리

② 구강

*구개: 입천장, 목젖(구개의 한 부위로 음식물 삼킬때 인두를 막아 호흡기로 음식물이 넘어가지 않게 한다.)
*치아: 유치(20개), 영구치(32개) 유치보다 어금니만 12개 더 자람
*혀: 맛을 느낌, 음식물운반(분해를 도와줌), 언어구사력
*키스: 호르몬 생성을 촉진 시켜주는 행위

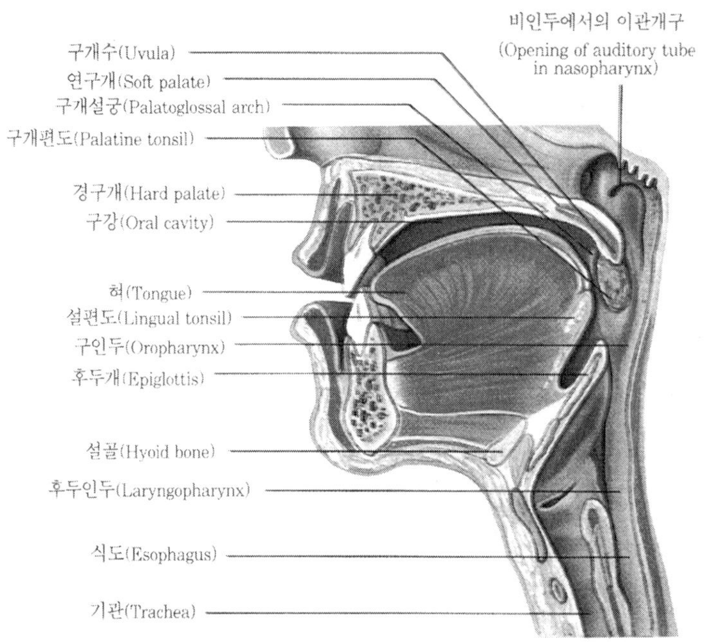


(a) 구강과 인두의 시상단면

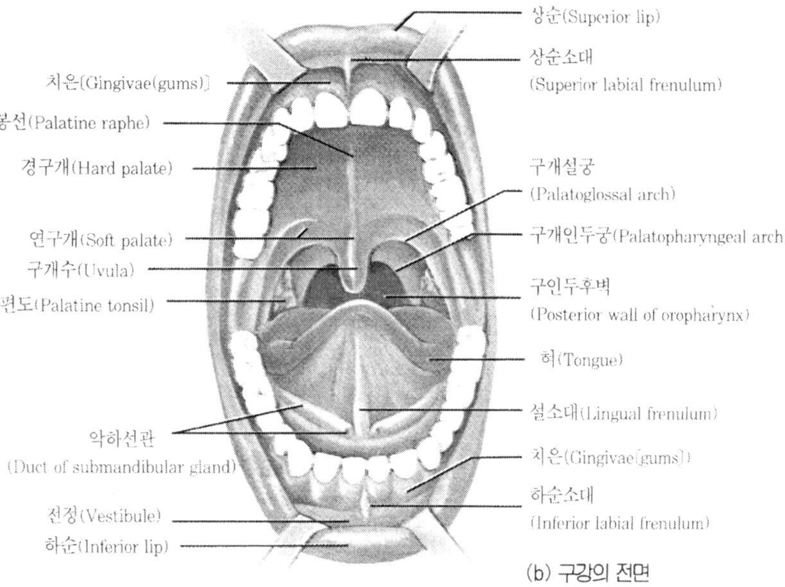


입의 구조

### (2)인두

음식물, 공기가 통과 하는 길 즉, 음식물을 구상에서 식도로 옮기는 통로

① 호흡기 인두: 산소운반 통로

② 소화기 통로: 음식물 운반 통로

### (3) 식도

음식물이 내려가는 통로로 자극에 민감하므로 손상 받기 쉽다.

길이는 약 25센티이며 식도에서 위로 음식물이 넘어가는 원리는 식도에서 위로 들어가는 입구(분문)에는 괄약근이 있는데 평소에는 이 근육이 오므라들어 닫혀 있으나 식도에서 연동운동으로 식도벽까지 음식물이 도달하면 반사적으로 분문이 열려 음식이 위로 들어간다.

식도의 연동운동과 분문의 괄약근의 작용으로 음식물이 역류되지 않는다.

### (4) 위

소화기의 핵심 역할로 2차분해가 이뤄진다.
위에 음식물이 들어오면 위액이 분비되며(염산, 펩신, 점액(뮤신))
연동운동으로 음식물을 섞어준다.

① 염산: pH1.5-2.5의 강산으로 음식물과 함께 들어온 세균을 죽이고 펩시노겐을 펩신으로 활성화 시킨다.

② 펩신: 단백질을 아미노산으로 분해 소화를 돕는다. 펩시노겐이 펩신으로 활성화되어 단백질을 폴리펩티드(펩톤)로 분해

③ 점액(뮤신): 펩신이나 염산에 의한 손상으로부터 위벽보호작용.

·위에서는 수분과 알콜만 흡수한다.

·분문과 유문은 교감신경과 부교감신경이 작용한다(조임근, 괄약근)

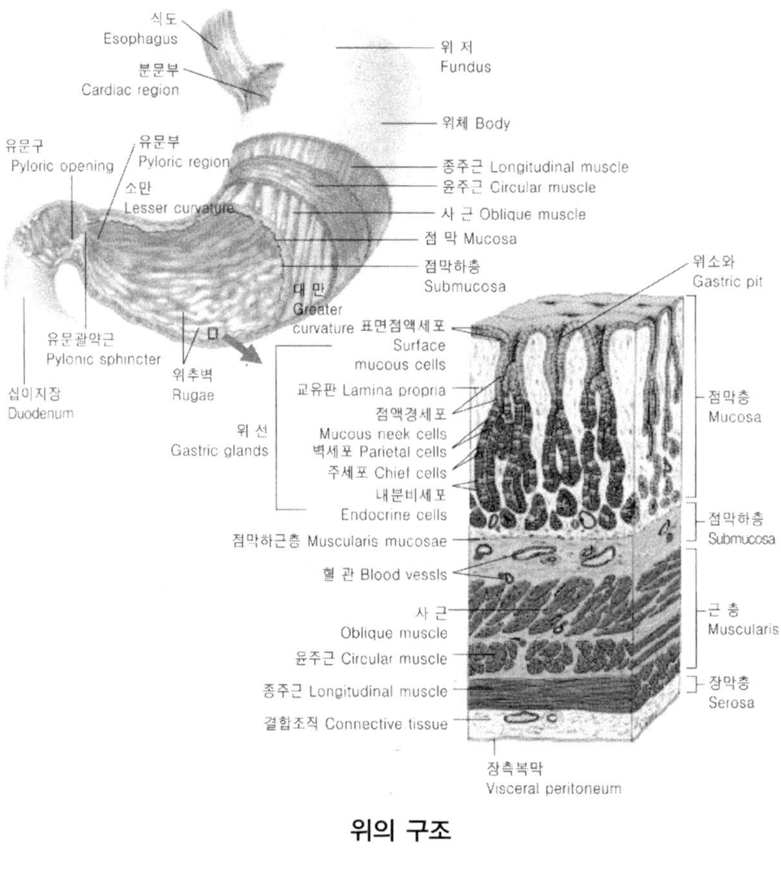


위의 구조

### (5) 소장

음식물의 영양분과 수분의 약80%가 소장에서 흡수되며 영양소 흡수작용, 30-40분 후 유문이 열려 소장으로 유입된다.

·길이 6m, 굵기2.5-4Cm

·십이지장, 공장 회장

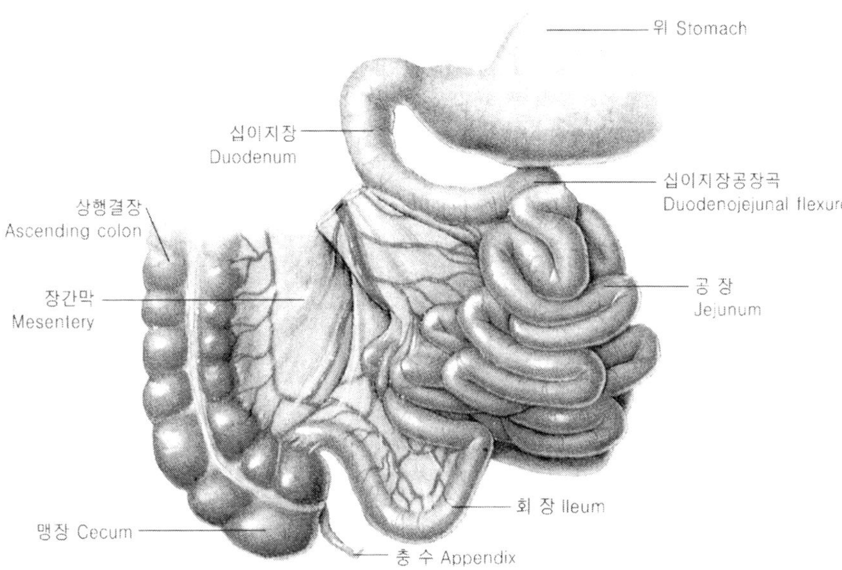


소장

① 십이지장

C자 모양 소장중 가장 굵지만 가장 짧다(25Cm)

단백질- 아미노산분해, 지방-글리세린으로 분해, 탄수화물-포도당으로 분해해서 간으로 보낸다. 나머지는 모세혈관을 통해 혈액으로 빙출

·중요기능: 음식물 분해 합성 흡수가 이뤄진다.

소장에서는 먼저 십이지장에서 다양한 효소, 담즙, 췌액이 분비되어 소화가 진행된다. 그리고 십이지장과 연결된 공장에서 흡수되고, 아미노산과 포도당은 혈관으로 들어가 간장으로 운반되며, 지방산과 글리세린은 림프관을 통해 정맥으로 들어가 전신으로 운반된다.

연동운동과 분절운동으로 빠른시간에 많은 물질들을 소화한다.

·공장:2/5, 회장:3/5

### (6) 대장

소장으로부터 들어온 내용물의 수분을 흡수, 반고체에 가까운 대변으로 바깥으로 주기적으로 보낸다. 길이 1.6m (대장에서 영양분 흡수 거의 없음)

**·대장의 구조**

맹장-회맹판-세로결장-가로결장-세로결장-S결장-직장-직장팽대-항문

① 맹장: 충수염(충낭)-대장의 첫부분, 소장에서 회맹판막을 통해 걸러지지 않은 이물질이 충수에 걸려 염증을 일으킨다. 길이 5-7Cm의 작은 관.

② 회맹판막(회맹판): 음식물을 소장으로 역류 방지. 역류시 가스 발생

③ s결장: 숙변이 가장 많이 쌓임

④ 직장팽대: 변이 고이면 항문을 자극 변을 보게함

⑤ 치질: 직장의 한곳에 모세혈관이 막혀 순환이 원만치 못해 늘어나는 현상.

⑥ 항문: 소화관의 마지막 부분.

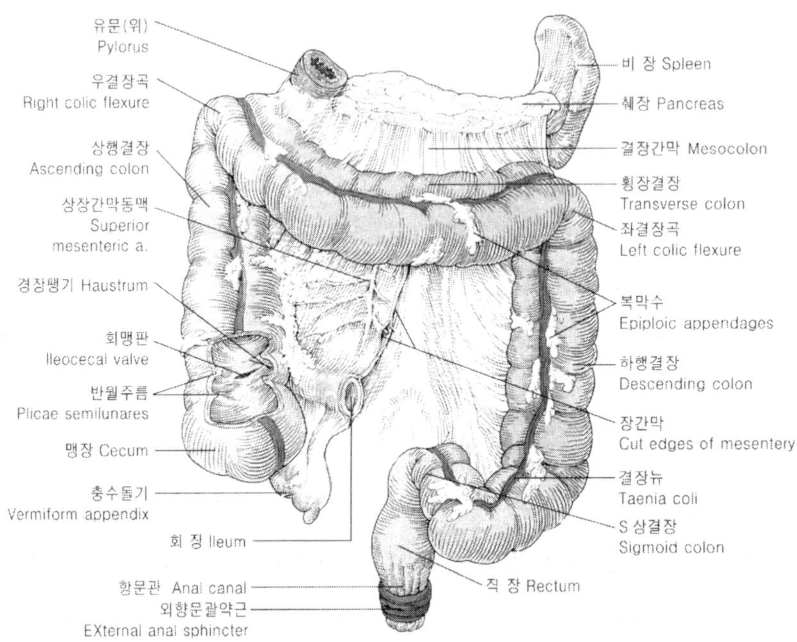

### (7) 소화기 계통의 부속샘

음식물의 분해 흡수를 돕는 애 분비기관

1. 침샘: 귀, 턱, 혀 밑에서 분비

① 아밀라에제, 타이알린, 소화효소 2가지가 전분을 당분으로 분해

② 살균효과(산성)

③ 고형음식물을 액화시켜 맛을 느끼게 함.

2. 간장

소화기에 도움을 주는 액 분비 기능, 인체에서 가장 큰 분비샘을 가지고 있음. 인체 내 혈액의 1/3 보관.

① 담즙분비(쓸개즙): 지방유화기능, 탄수화물합성, 백혈구와 적혈구 처리 과정에서 담즙 생성. 십이지장으로 전달.

*담낭: 간에서 만들어진 담즙보관 주머니
*황달: 담즙이 십이지장으로 가지못하고 혈액속으로 방출되어 노랗게 되는 현상 (변색을 결정하는 것이 바로 담즙 색깔)
*담로결석: 담즙이 십이지장 입구에서 굳어지는 현상

② 단백질과 탄수화물대사: 근육피로물질(과산화지질)을 아미노산이 분해.
단백질을 아미노산으로 분해, 탄수화물은 당분으로 분해

③ 조혈기능: 적혈구를 만들어내는 헤모글로빈을 만들어 낸다.
적혈구의 주원료는 철분으로 헤모글로빈이 90%를 차지하며 산소운반역할을 한다. (철분은 생간에 많다.)

④ 정혈기능: 유해한 암모니아를 요소로 합성하고 알콜을 분해 해독작용 한다.

⑤ 단백질, 당저장 기능: 간장이 나쁘면 몸이 피로한다. 간은 아미노산을 필요로 하면 이것은 생사탕에 많이 들어있다.

⑥ 담낭: 간장에서 만들어진 담즙보관 주머니(노란색)
산성화되어있는 음식물을 알칼리성으로 유화 시킴. 지방을 유화시키지 않으면 콜

레스테롤 수치가 높아져 혈액을 응고 시킨다.

간의 기능이 약해지면 혈액이 탁해진다.

**간장에서의 혈액의 흐름**

위와 장에서 흡수된 알콜과 음식물 등의 영양소는 그대로 피와 살이 되는 것은 아니다. 혈액과 섞여 일단 간장으로 들어가 화학적으로 분해, 합성되어 몸에 필요한 형태로 바뀐 후 전신으로 운반, 또 영양분을 저장 했다가 조금씩 내보내서 체내 혈액성분을 일정하게 유지하는 작용도 한다.

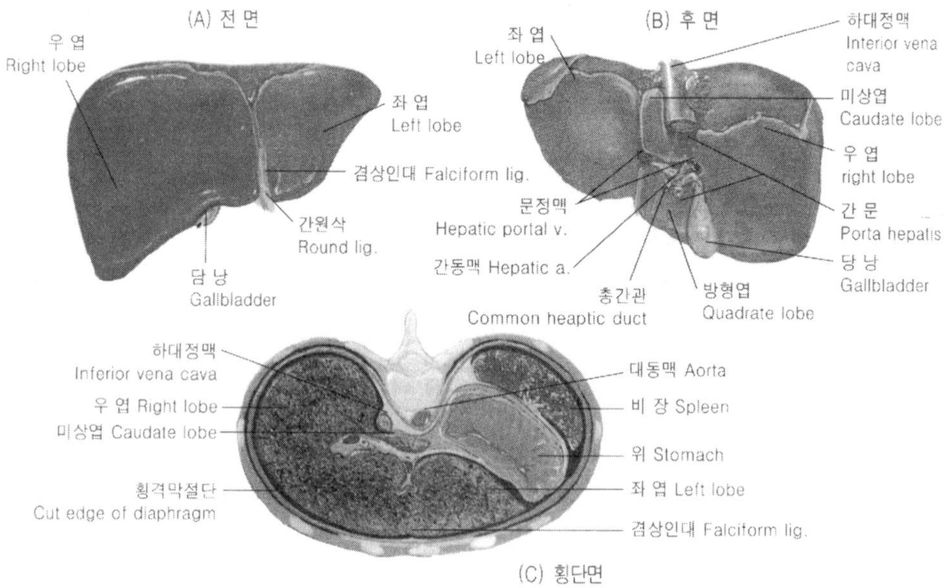


간

3. 췌장(이자)

최초발견자인 독일병리학자 "링거한스" 박사의 이름을 따서 "링거한스섬"이라고도 한다.

췌장액이라는 소화액을 분비하여 소화기능을 도와주고 췌장내 섬처럼 떠있는 세포무리에서 혈액 중의 당 농도를 조절해주는 호르몬을 분비.

한 개 섬의 직경은1.1-0.2mm이며, 췌장전체에 2만개 이상으로 이뤄져있다.

① 인슐린: 혈액 중 당농도가 높아지면 낮게 조절(혈당량 감소 작용)

② 글루카곤: 당농도가 낮아지면 높게 조절(혈당량 증가 작용)

③ 소마토스타틴: 인슐린과 글루카곤의 호르몬 분비조절 역할.

*췌장은 장에서 소화를 도와주는 췌액과의 외분비와 인슐린 등을 혈액에 보내는 배분비 작용을 한다.

인체는 간에 있는 글리코겐이 포도당으로 분해된 뒤 혈액으로 들어가 전신의 근육세포에서 연소될때 생기는 에너지에 의해 활동하고 있다.

이때 혈액에서 세포로 포도당을 흡수 시키는 역할을 하는 것이 인슐린이라는 호르몬이다.

이 인슐린의 분비가 저하되면 혈당량(혈액중 포도당)이 상승하여 오줌에 포도당이 나타난다.

*당뇨병: 영양소가 몸에서 잘 흡수되지 않고 혈액 중에 포도당치가 이상적으로 높아지는 병

피를 타고 전달된 인슐린은 각 세포로 가서 세포막의 특수부위에 결합한 뒤, 복잡한 단계를 거쳐 세포 안의 효소를 활성화 시킴으로써 포도당이 각 세포에 들어 갈수 있게 만드는 것이다. 이렇게 해서 100조개에 이르는 온몸의 세포속에서 당을 분해 할 수 있게 되는 것이다.

만일, 랑게한스섬에서 이상이 생겨 그 기능을 발휘 하지 못하면 인슐린의 분비가 줄어들게 되고 그 결과 당을 분해 할 수 없는 것은 물론이고 글리코겐과 지방이 당응로 전환되어 당이 홍수를 이루게 된다. 뿐만 아니라 과다한 당은 콩팥에서 재흡수 되지 못하고 소변과 함께 배출되고 만다. 이것이 당뇨병인데 이병이 생기고 나면 양분손실에 따른 체력감소, 원뇨의 당 농도가 높아져 물의 재흡수에도 지장을 받으므로 소변도 자주보게 되고 갈증도 더 많이 느끼게 된다. 이에 부수적 병적현상으로는 치아의 부실, 고혈압, 백내장 등 합병증이 동반된다.

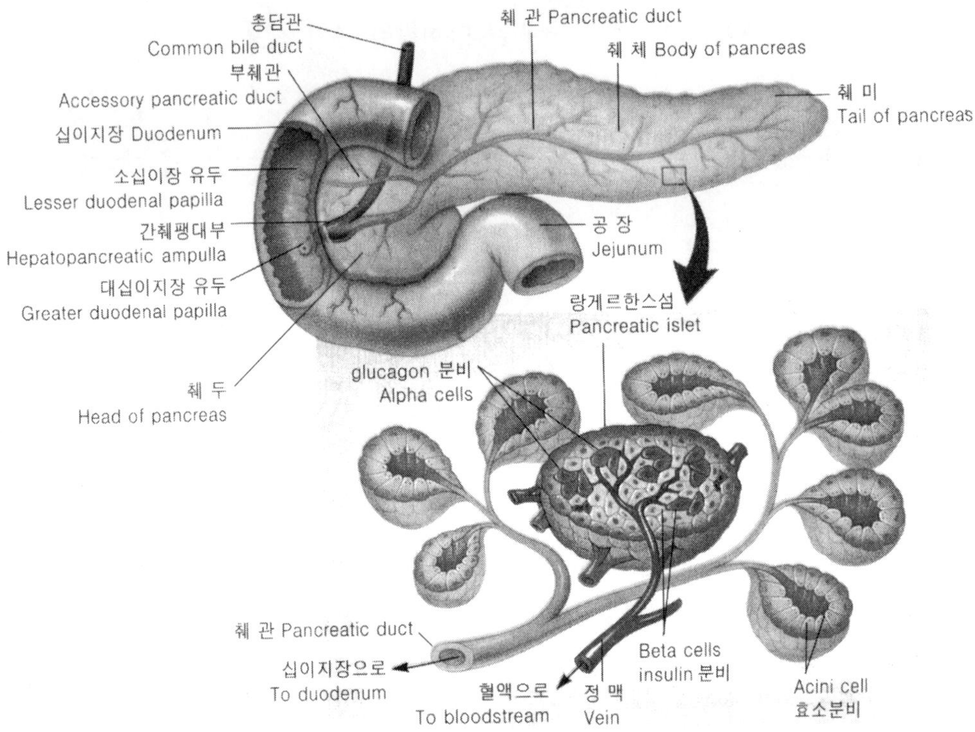


췌장의 구조

## 6. 순환기계통

영양소와 산소를 혈액을 통해 체내 곳곳에 전달, 노폐물과 이산화탄소 운반역할도 수행. 혈관계통과 림프계통을 합쳐서 순환기 계통이라고 한다.

**작용**: 소화기계통에서 흡수된 영양분 또는 폐에서 교환된 산소를 몸 안의 각 조직과 세포로 운반하고 반대로 세포와 조직에서 생겨난 노폐물을 폐 또는 신장으로 옮겨서 몸 밖으로 내보내며 몸 안에서 생성된 호르몬 및 신진대사의 부산물을 필요한 곳으로 이동시키는 역할을 하는데 이런 물질은 모두가 혈액에 실려서 운반된다.

### 1) 혈액

액체의 혈장에 고형상태의 혈구가 떠 있는 상태
혈장, 혈구, 혈소판으로 되어 있으며 구성비율은 혈구 45%, 나머지는 55%이다.
몸무게의 1/12-1/13이 혈액이다.

**혈액이 만들어지는 곳**

뼈 속에 있는 골수강에는 골수가 차있으며 이 조직에서 혈구가 만들어 진다.
신생아때는 전신 골격에서 만들어지나 성인 추골, 늑골, 흉골로 한정 되어 있다.

만들어진 혈액은 뼈 속의 모세혈관을 통해 뼈 밖의 혈관으로 운반된다.

골수에서는 적혈구와 백혈구, 혈소판이 만들어지며 림프구는 림프절이나 비장에서 만들어 진다.

**(1) 혈액의 조성**: 성인을 기준으로 사람의 몸속에는 약 5L의 혈액이 있다.

① 적혈구

·형태: 무핵의 원반형

·기능: 헤모글로빈(Hb)이 있어 산소와 이산화탄소를 운반한다.

·적혈구의 수가 적거나 헤모글로빈이 부족하면 빈혈증상이 일어난다.

② 백혈구

·형태: 핵이 있고 모양은 종류별로 다양하다.

·기능: 몸에 침입한 이물질이나 세균을 잡아먹는 식균작용을 하며 백혈구의 일종인 림프구는 이물질이나 세균에 대항하는 항체를 생산 한다.

·백혈병: 미성숙 배혈구가 급격하게 증가 하여 신체 방어능력이 저하되는 질병이다.

③ 혈소판

·형태: 골수의 거대세포가 파열되어 만들어진 것으로 핵이 없다.

·기능: 혈액응고에 작용 한다.

·혈소판이 부족하면 혈액 응고에 장애가 생겨 지혈이 되지 않을 수 있다.

④ 혈장

·구성: 전체 혈액의 55%. 노란색

(100%) 물 90%, 혈장단백질 7%, 무기질 기타 3%

단백질7%를 100%으로 봤을 때 구성성분

ⓐ 알부민(54%): 혈장 단백질이 가장 많으며 무기염류와 함께 혈액의 삼투압을 조절

ⓑ 글로블린(38%): 항체성분이다.

ⓒ 피브리노겐(7-8%): 혈액응고 기전에 관련

·기능: 영양소, 호르몬, 이산화탄소, 노폐물 등을 운반하고 혈액의 삼투압과 pH를 조절하며 열을 분산시켜 체온을 일정하게 유지하는 기능이 있다.

·혈청: 혈장에서 혈액응고 물질인 섬유소 (피브로노겐)를 제외한 나머지 성분이다.

### (2) 혈액의 기능

① 운반기능: 적혈구는 대부분 산소와 이산화탄소의 일부를 운반하고 혈장은 영양소, 호르몬, 이산화탄소, 노폐물을 운반 한다.

② 조절기능: 체온, pH 삼투압 등을 조절하여 체내의 항상성을 유지 한다.

③ 방어기능

·혈액의 응고: 몸에 상처가 나서 혈액이 혈관 밖으로 나오면 혈액이 응고 되어 출혈을 막고 세균이 상처를 통해 침입하는 것을 막는다.

·식균작용: 백혈구는 식균작용을 통해 체내에 침입한 세균을 제거한다.

·항체생성: 림프구는 항체를 생성하여 병원체나 이물질을 제거 한다.

| 구분 | 적혈구 | 백혈구 | 혈소판 |
|---|---|---|---|
| 형태 | 가운데가 오목한 원반형 | 부정형 | 부정형 |
| 핵의 유무 | 없다 | 있다 | 없다 |
| 지름 | 7~8 | 10~15 | 2~3 |
| 수(개/mm) | 450만~500만 | 6천~8천 | 20만~30만 |
| 생성 장소 | 골수 | 골수, 림프절, 지라 | 골수 |
| 파괴 장소 | 지라, 간 | 지라, 골수 | 지라 |
| 수명(일) | 100~120 | 10~20 | 2~3 |

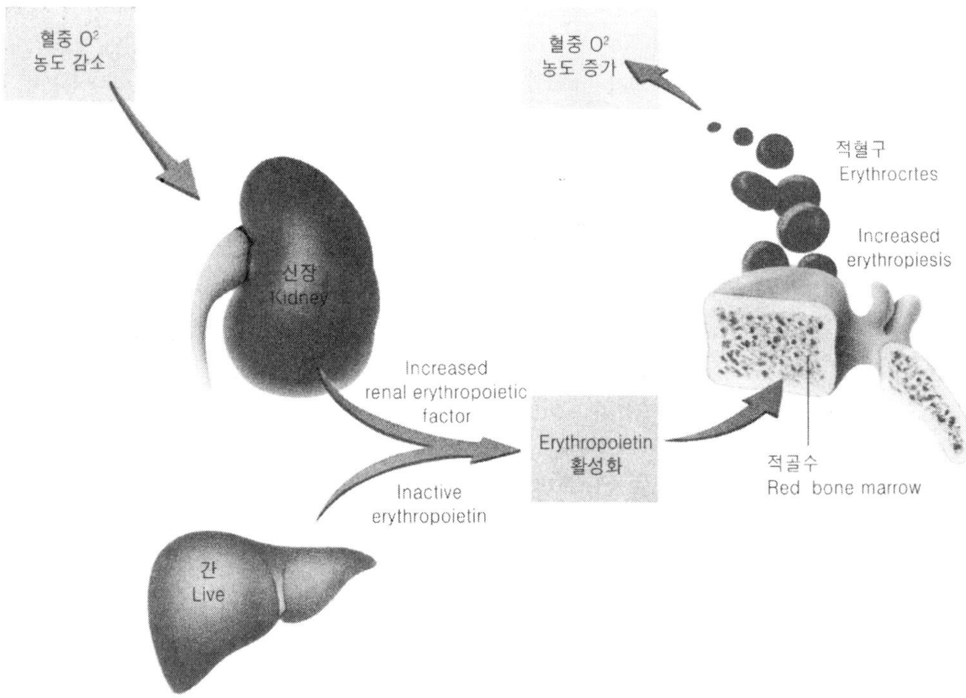


혈구의 분화

## 7. 심장

### 1) 심장의 구조

① 심장은 근육질의 주머니로 사람의 경우 2심방과 2심실 되어 있다.

② 우심방과 우심실사이(삼첨판), 좌심방과 좌심실사이(이첨판), 심실과 실방사이(반월판)에는 판막이있어 혈액의 역류를 막아준다.

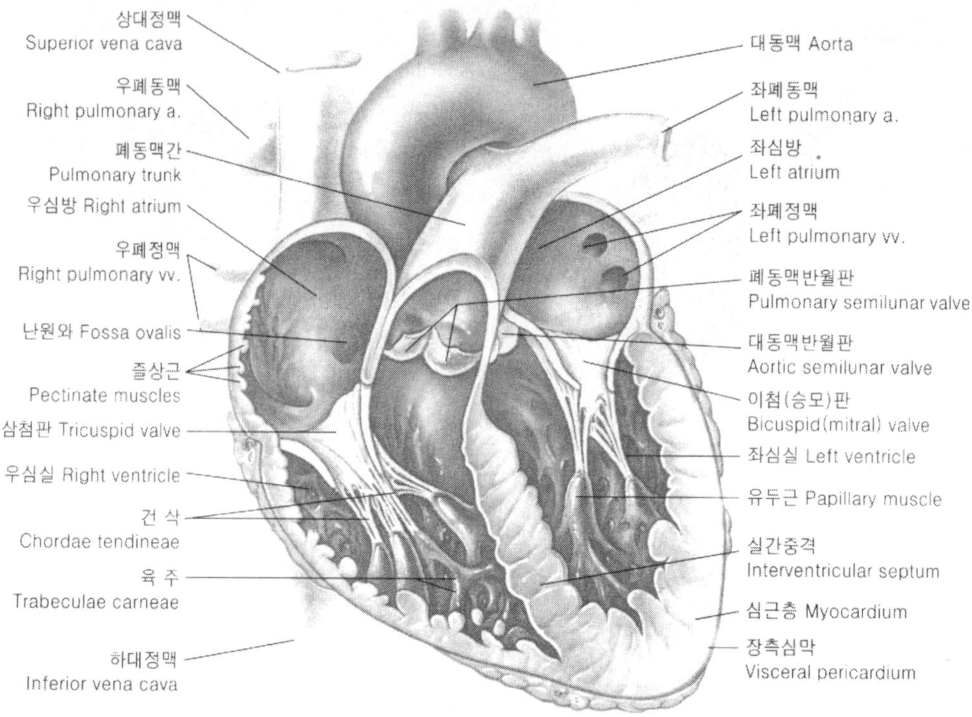


### 2) 심장박동의 조절

① 심장은 1분에 72회 정도 박동하며 1회박동으로 약 50mL의 혈액을 방출

② 심장박동의 자동성: 심장은 주기적으로 박동을 일으키는 박동원(동장결절)이 심장 자체(우심방과 대정맥사이)에 있기 때문에 스스로 박동 할 수 있다.

③ 심장박동의 조절: 심장박동속도의 조절 중추는 연수에 있고 자율신경에 의해 조절된다. 1분에 평균 72회, 잠잘 때 50회 심장크기: 평균340g(주먹)

### 3) 혈액순환의 경로

① 체순환(대순환): 좌심실-동맥-온몸의 모세혈관-정맥-우심방

폐순환의 모든 곳에 영양소와 산소가 공급, 이산화탄소 등 노폐물 배출

한번 도는데 약 20초 정도.

② 폐순환(소순환): 우심실-폐동백-폐포의 모세혈관-폐정맥-좌심방

몸순환에서 돌아온 산소가 적은 혈액에 폐에서 가스교환에 의해 산소를 충분히 포함한 혈액이 되어 심장에 돌아오는 경로 약 3-4초.

*혈관: 길이는 9만6천km 정도이고 심장에서 모세혈관, 다시 심장으로 혈액을 운반하는 통로를 혈관이라 한다.

*모세혈관: 투과성 혈관으로 내보내고 받아들일 수 있는 혈관, 혈관 중에서도 가장 가는 관인 실핏줄로서 매우 얇고 반투과성막으로써 수분은 쉽게 투과되지만 혈장 단백질이나 혈구와 혈소판은 투과되지 못한다.
뇌에는 모세혈관이 가장 많이 분포 되어 있으며 15-40초 이상 산소가 공급되지 않으면 혼수상태, 1분이상이면 사망에 이른다.

*동맥: 직경3Cm
*정맥: 직경0.6Cm
*비만 시 모세혈관은 지방세포에도 퍼져 심장에 무리가 된다.
*혈액이 신장에서 정맥을 통과 신장안의 사구체(모세혈관 덩어리)에서 노폐물을 걸러준다.

## 8. 비뇨기계통

체내에서 생명활동 결과 생긴 노폐물을 체외로 내보내는 계통

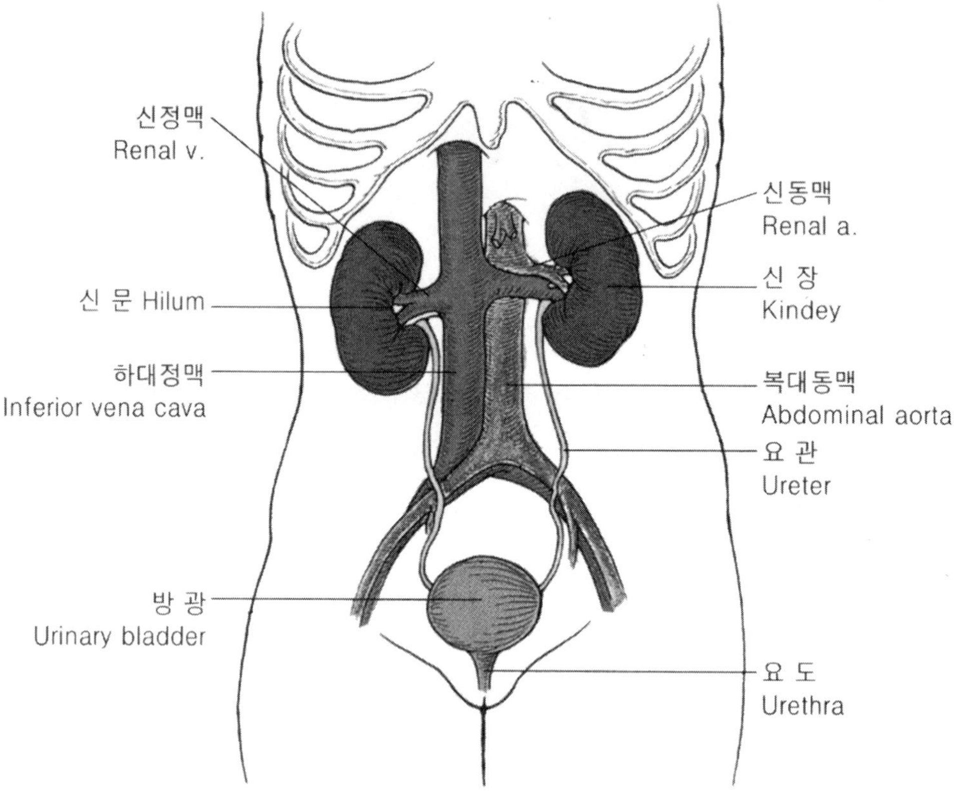

## 1) 신장

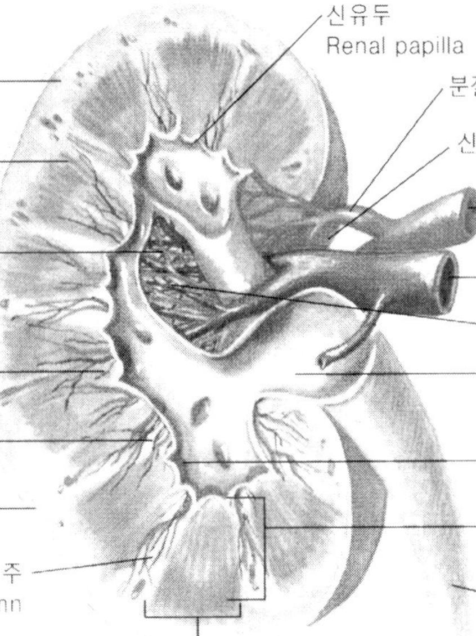


·배설기능 또는 억제기능

·혈액 중 성분을 조절하여 몸의 체액을 균형있게 잡아줌

·위치: 배 뒷부분 등쪽에 있으며 우묵하게 패어진 곳 좌우에 있음.

·형태: 강낭콩 모양, 길이 10Cm 정도, 무게 약 30g

·사구체: 사구체의 직경은 약 0.1mm 안쪽은 모세혈관이 실뭉치처럼 뭉쳐있다. 심장에서 강한 압력에 의해 내보내진 혈액은 사구체의 혈관을 통과하는 동안 수분과 작은 입자 형태의 성분 등이 모세혈관 밖으로 걸러진다.

·하루 소변량: 약 1-1.5L

·기능저하시 요소나 요산 등이 여과 또는 배출 되는 과정에서 방해를 받음으로 이들이 혈중에 쌓이게 되는데 이를 요독증이라 한다.

·부종: 여과될 수분이 배출되지 못함으로써 조직에 출적되어 몸이 붓는 것.

## 2) 수뇨관

·길이: 약 25Cm 직경: 약4mm 근육성 관.
·신장에서 방광사이를 연결, 신장에서 만들어진 오줌을 내려보내는 역할.
5초에 한번꼴로 내보냄.

## 3) 방광

·오줌을 일정시간 저장해 두었다 주기적으로 배설하는 역할
·자율신경 지배에 의한 수축으로 오줌을 방관에서 요도로 배출한다.
·방관은 250-300mL정도 차면 요의를 느낌.
·방광 안쪽은 점막이며 그 바깥쪽은 압축하기 위한 평활근으로 되어 있다.
텅 비어있을 때의 두께는 약 1Cm이지만 차면 3mm 까지 늘어난다.

## 4) 요도

·저장되었던 오줌이 방광에서 체외로 나가는길
·남성 20Cm, 여성 3Cm 의 길이로 여자가 소변을 오래 참지 못한다.

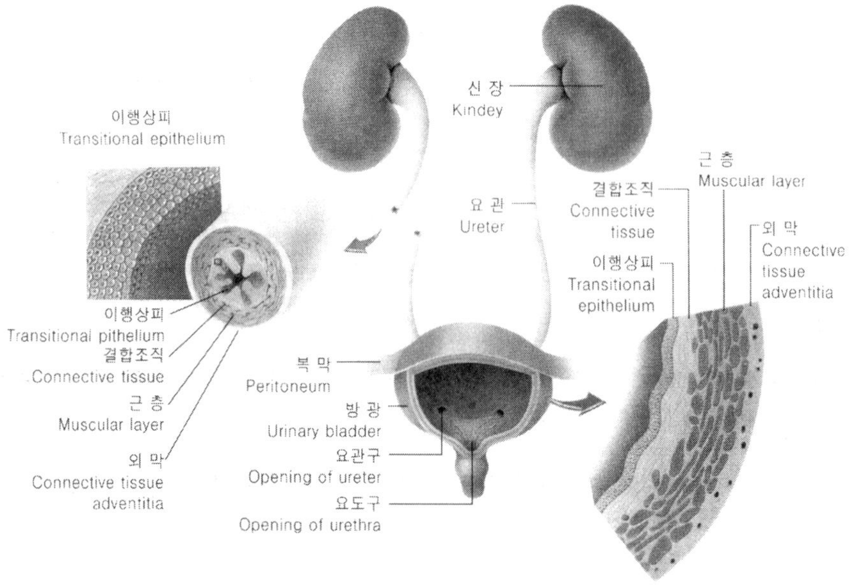

### 5) 오줌의 배설경로

네프론에서 여과, 재흡수, 분비 과정을 거쳐 생성된 오줌은 집합관, 신우수뇨관을 거쳐 방광에 모였다가 요도를 통해 몸 밖으로 배설된다.

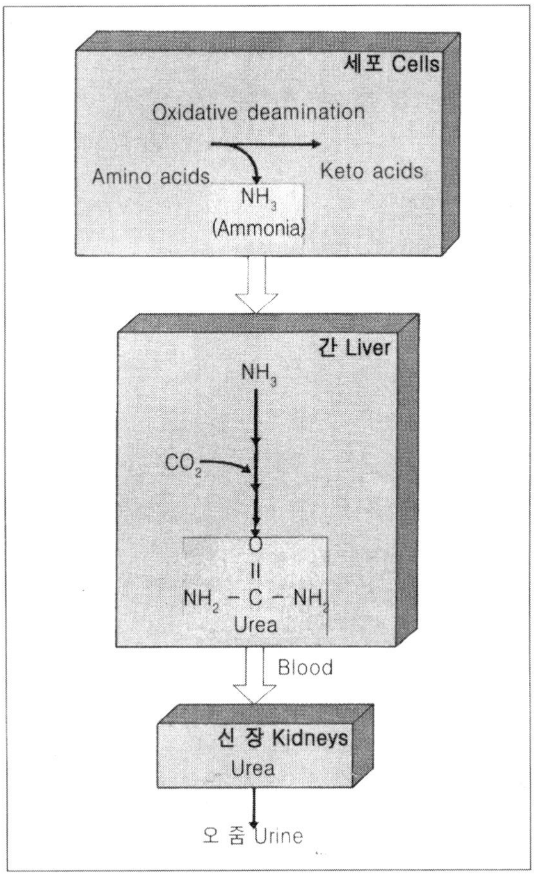


오줌생성과정

# 04

# 내분비계통

1. 호르몬
2. 뇌하수체
3. 혼합형 내분비샘

**내분비계통(endocrine system)**

내분비계통이란 인체의 모든기관의 기능을 유기적으로 통합하고 내적환경의 안정을 유지하며, 대사 및 성장 또는 스트레스에 대한 저항 등 신체의 광범위한 조절과 협동관계를 갖고 있는 하나의 계통으로서 내,외분비선으로 나눠진다.

## 1. 호르몬(hormome)

그리스어로 "자극하다, 불러깨우다" 라는 의미가 내포 되어 있다.

우리 몸은 수없이 많은 조직과 기관이 모여 이뤄졌기 때문에 이들 사이에는 협동, 통제, 종합하는 일 외에도 억제, 자극, 재생산 등을 하는데 유기적인 전달 수단이 필요하다. 이 때 감각을 전달하는 신경과 함께 세포나 조직의 물질대사에 필수적인 역할을 하는 것이 바로 호르몬이다. 호르몬은 언제나 혈관을 통해서 이동하며, 이물질을 만드는 기관을 내분비기관이라고 한다.

### 1) 호르몬의 특성

① 내분비선에서 생성 되며, 혈액이나 체액으로 직접 분비된다.
② 특정기관(표적기관)에만 작용하는 기관 특이성이 있다.
③ 적은 양으로 생리작용을 조절하며 과부족에 의해 과다한 결핍증이 나타남
④ 척추동물에서는 종 특이성이 없고 항원으로 작용하지 않는다.

### 2) 호르몬의 조절 작용

① 음성 피드백 조절 작용: 한 호르몬(1차 호르몬)의 표적기관이 내분비선일 경우 이곳에서 분비되는 호르몬(2차 호르몬)은 1차 호르몬의 생성을 억제하여 체내의 호르몬 양을 일정하게 유지한다.
② 길항작용: 표적기관이 같고 작용이 반대인 두 호르몬은 한 쪽이 어떤 기능을 촉진하면 다른쪽은 억제하는 작용을 나타내어 항상성을 유지한다.

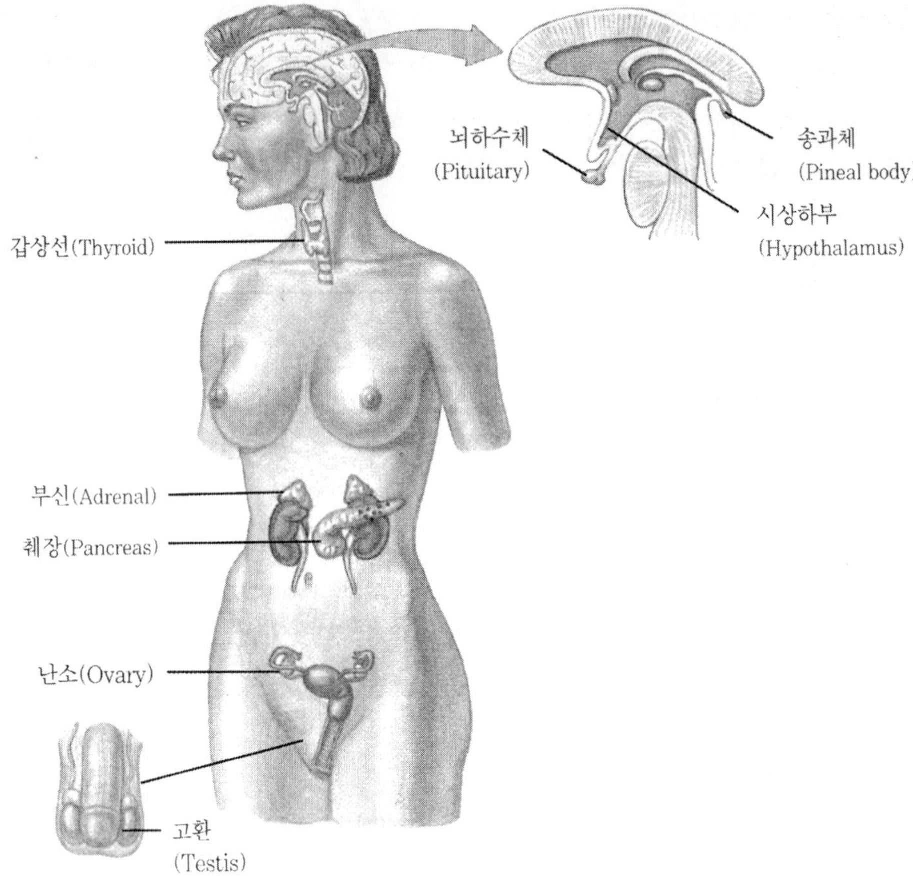


내분비계

### 3) 호르몬의 기능

① 신진대사를 조절 한다.

② 형태발생에 관여한다: 성장호르몬, 갑상샘호르몬은 신경, 정신발육, 뇌조직 발생 등에 작용하며 결핍 시 장애가 온다.

③ 정신 및 신경발육에 관여한다: 갑상샘호르몬 부족 시 정신발육이 지연되고 성선 호르몬 부족 시 내성적 중성화가 된다.

④ 생식에 관여한다: 남녀 생기에 작용하여 난자와 정자 형성 및 성생리에 영향을 미친다.

⑤ 적응 및 순응에 관여한다: 아주 추울때는 갑상선 호르몬이 증가 하고 스트레스가 많으면 부신피질 호르몬이 증가 된다.

*호르몬의 분비는 생체의 요구에 따라 조절되는데 혈중 농도의 증감에 따라 분비의 촉진과 억제가 이루어 진다. 또한 생체리듬에 의해 조절되는데 심박동수나 호흡주기, 월경주기의 내적요인과 밤과 낮의 주기, 계절의 변화 등이 외적 요인들에 의해 조절된다.

특히 회적 요인들에 의해 영향을 많이 받는 호르몬은 부신피질호르몬과 갑상선 호르몬이다.

### 4) 내분비샘

① 내분비샘: 순수 호르몬만 생성

생성되어진 호르몬이 다른 기관을 거치지 않고 혈액속으로 바로 방출되어 인체에 직접 영향을 준다. 혈액의 순환에 따라 호르몬은 만들어 진 곳에서 온 몸으로 퍼지게 된다.

② 혼합형 내분비샘: 호르몬과 또 다른 물질을 생성(췌장, 고환, 난소)

호르몬 외에 생성되는 다른 물질을 혈액으로 바로 방출하지 않고 다른 2차기관을 통해 방출한다.

## 2. 뇌하수체

호르몬의 총사령본부로 전신의 발육, 갑상선 및 부신피질의 기능촉진, 난포의 성숙, 유즙분비작용 등에 관여하는 호르몬을 분비한다. 직경1-1.5Cm의 크기, 무게 1.0g. 우리몸에 가장 중요한 대표적인 호르몬 분비 역할 수행.

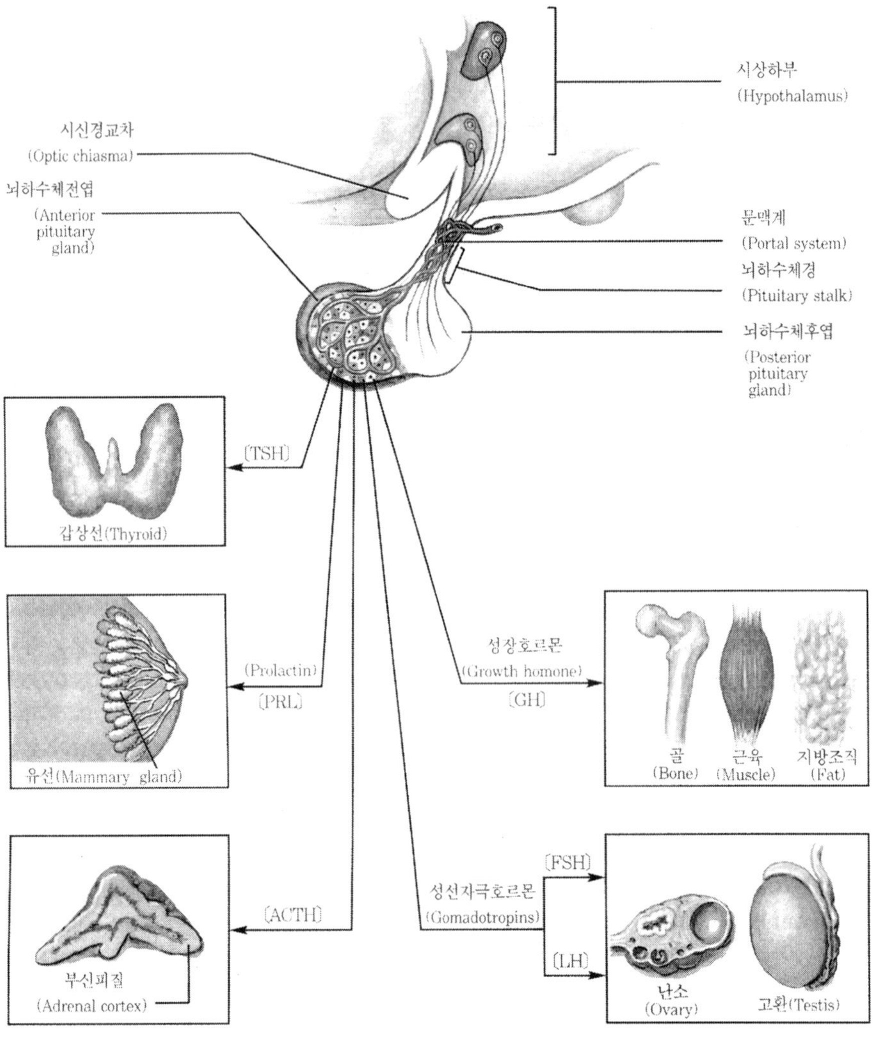


뇌하수체 호르몬

① 성장호르몬

뼈의 형성과 골화촉진 작용. 단백질, 지방, 탄수화물, 칼슘대사에 영향을 주어 인간성장에 관여함. 직접 신체의 표적기관에 작용하며 단백질의 동화나 뼈의 형성을 촉진시키며 신체성장을 촉진 시킨다. 사람의 성장 호르몬은 태아기의 성장에는 관여하지 않고 출생직후부터 갑상선호르몬과 협동으로 성장에 관여한다. 또 성장 호르몬은 성장기 이후에는 호르몬 분비가 중단되나 뼈가 골절되었을 때 다시 분비되어 뼈를 붙여준다.

성장기 때 과잉분비되면: 거인증

성장기 때 과소분비되면: 난장이

성장완성 후 과다 분비되면 말단비대증(체형은 정상이나 손, 발이 커지는 현상)

② 갑상샘자극 호르몬

싸이록신, 자기 스스로 생성 안되고 갑상샘의 분비에 이상오면 뇌하수체서 분비(갑상샘 보조역할)

③ 부신피질자극호르몬

부신기관의 호르몬 분비에 이상오면 뇌하수체가 이를 감지하여 부신피질자극호르몬을 분비해줘서 부신피질의 분비기능을 조절 한다. 부신수질은 영향을 받지 않는다.

*분비가 감소되면 부신피질호르몬의 생산이 억제되고 부신피질자체도 위축되며 여성의 경우 음모, 액모의 손실이 따르고 허약체질, 저혈압, 구토, 저온, 성욕감퇴 및 피부탈색 등이 나타난다.

④ 성 호르몬 (생신선 자극호르몬)

ⓐ 난포자극호르몬: 난포의 성장촉진, 에스트로겐 분비 도와줌. 여성을 만드는 호르몬, 황체형성호르몬과 협동하여 작용한다.

ⓑ 황체형성호르몬: 난포자극호르몬의 작용이 반드시 선행되어야 분비가 되고 단독으로 작용하지 않는다. 수정체가 자궁에 착상할 수 있게 도와준다.

황체형성을 촉진하여 난포자극호르몬과 함께 난포의 완전성숙을 촉진하여 배란을 시키고 배란 후 의 황체 형성 촉진한다. 그 결과로 황체호르몬인 프로게스테론의 분비가 증가한다.

ⓒ 젖샘자극호르몬: 수유능력, 임신을 하면 유선이 발달하여 가슴이 커지면서 젖이 생성된다.

④ 베타 라이포토로핀: 암을 억제하는 호르몬으로 추정

⑤ 베타라이포트라핀

⑥ 바조프레신(Vasopressin): 향이뇨호르몬

소동맥을 수축시킴으로써 혈압을 상승 시키는 역할을 하고 신장의 요세관에서 걸러진 물질을 재흡수하는 기능을 가지고 있음.

인체 내 수분대사조절을 한다. 신장에 영향을 미치고 일정량만 체내에 남기고 소변으로 배출, 하루에 1-1.5L. 이상 시 신장에서 수분재흡수가 저하되어뇨량이 현저히 증가, 각종영양소가 소변으로 배출되는 요붕증 생긴다.

*낙타는 인간의 40배에 달하는 바조프레신을 분비하여 혈액속에 저장 함으로써 물을 섭취 하지 않고도 사막에서 오래 견딜수 있으며 낙타 등에는 지방이 들어있어 에너지원으로 사용한다.

⑦ 옥시토신(Oxytocin)

자궁의 평활근을 수축, 이완시키는 역할을 하는 호르몬으로 자궁에서 출산시 분비된다.

**자궁수축과 유즙분지작용 촉진 역할**

분만촉진제로도 사용하고 옥시토신이 양수를 정확히 터뜨리고, 질내 사정된 정자를 수정 장소까지 도달 할 수 있도록 자궁수축 운동을 일으키기도 한다.
또한 산후 자궁의 퇴보를 도와 자궁이 임신전 크기로 돌아 갈 수 있도록 함

### 1) 갑상샘호르몬(Thyroid gland)

목 후두안 양쪽에 위치, 20정도, 일 1/3500g분비

싸이록신 호르몬이며 세포대사율 조절에 관여한다. 나비가 날개를 펼친 형태로 연분홍색을 띠며 체내의 모든 대사를 항진시킨다.

·싸이록신: 우리 몸을 구성하는 세포대사율을 조절 기능2/3가 요오드로 이뤄져 있다.

일 1/5000g이 필요하며 피부와 밀접한 관계를 가지고 문제성 피부를 유발시킨다.

| | 갑상선 기능 항진시 | 갑상선 기능 저하시 |
|---|---|---|
| 현 상 | 심장박동 빨라짐, 근육떨림, 신경질적 감정불안상태, 식욕왕성, 먹어도 살안찜. | 심장박동, 호흡, 혈압이 느려지고 피부온도 낮아져 피부가 두꺼워져 건성, 악건성 |
| 내외적 영향 | 외적영향: 세포대사율 빨라져 체내열 잘생 모공 확장 땀, 지성피부, 여드름<br>내적영향: 세포대사율 빨라져 식욕증진, 왕성한 배설로 먹는만큼 살이 안 찐다.<br>*아동의 경우: 안구돌출 증상 | 외적영향: 체내열 낮아짐으로 피부가 두꺼워지고 건성, 악건성피부로 발전<br>내적영향: 세포대사율 저하로 식욕저하, 소화율저하 숙변과 조금만 먹어도 살찐다.<br>식욕, 성욕저하<br>크레티니즘발생(이상비만) |

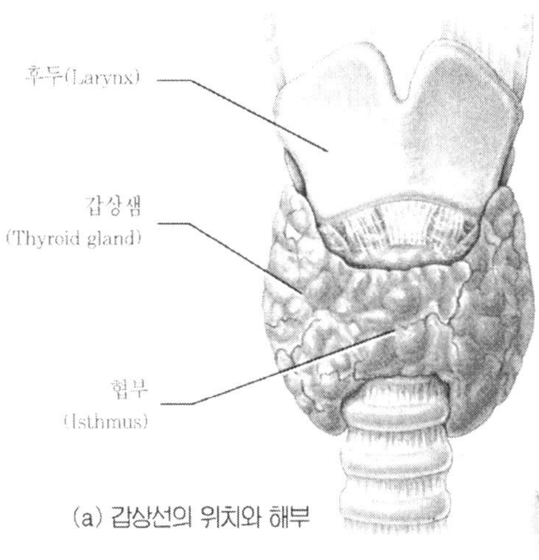

(a) 갑상선의 위치와 해부

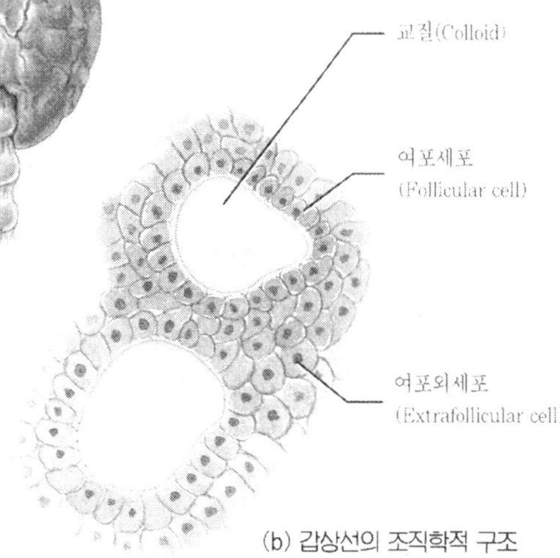

(b) 갑상선의 조직학적 구조

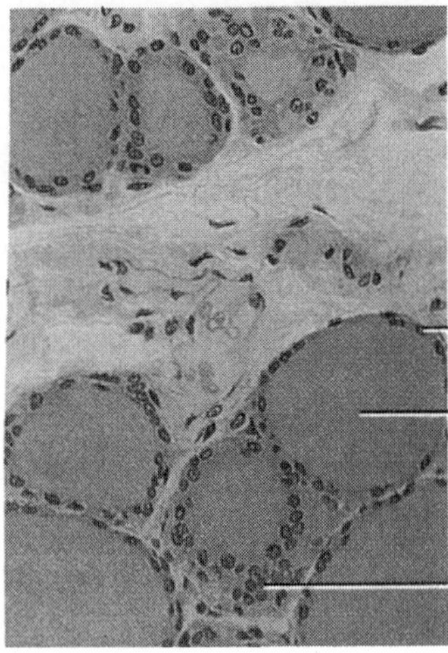


(c) 현미경 사진

**갑상샘**

### 2) 부갑상샘 호르몬(Parathyroid)

갑상샘 뒷면에 위치, 직경 8mm, 무게 0.2-0.5g 정도.

혈액 속 칼슘농도조절로 인체의 칼슘대사 조절, 표적장기는 뼈와 신장.

혈액속에 칼슘이 많으면 뼈와 치아로 옮겨 저장하고 적어지면 뼈와 치아에서 빠져나간다. 골다공증, 여성에게 더 큰영향을 미치며 폐경기의 관절염, 류마티즘 등 뼈 질환을 발생시킨다.

기능항진시: 혈중 칼슘농도가 크게 증가, 골다공증 유발, 뇨의 배출증가

기능저하시: 뇨의 칼슘배설증가 신경과민, 얼굴 및 사지근육에 염증과 경련이 온다.

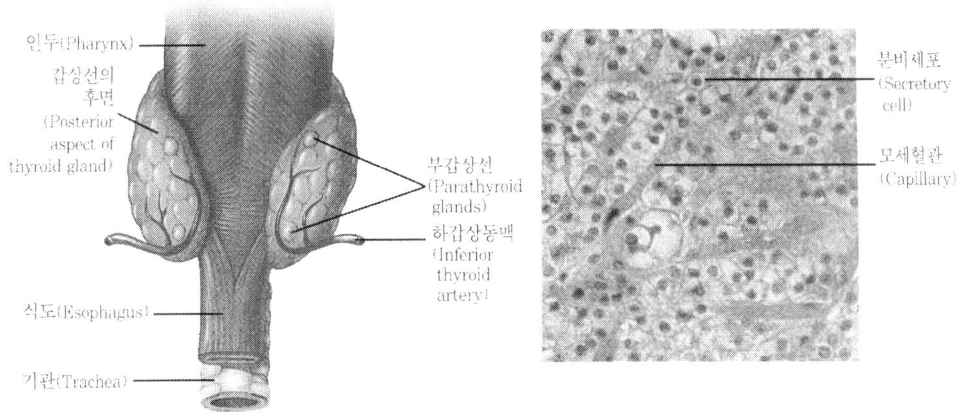


**부갑상샘**

### 3) 부신호르몬(Adrenal hormone)

좌우신장위에 있는 10mg 정도, 한 쌍의 기관, 발생, 조직 및 기능적인 면에서 전혀 다른 피질과 수질로 구성

**① 부신피질호르몬(Adrenal cortex hormone)**

부신의 3/4, 물과 전해질의 대사 조절, 탄수화물대사 촉진

부신피질에서 정상적인 호르몬 분비가 이뤄지지 않으면 뇌하수체에서 이를 감지해 대신 생성해주나 뇌하수체에서 분비된 호르몬에는 테스토스테론이 함유되어 있다.

기능항진: 비만증, 혈압상승, 얼굴부종 등의 현상이 나타난다.

기능저하: 신장에 영향(염분제흡수안됨)-수분감소-혈장감소(90%수분이므로)소화관 이상, 혈압저하

**② 부신수질호르몬(Adrenal medulla hormone)**

부신의 1/4(내면). 위기대처호르몬.

과격한 운동의 경우 노르아드레날린 분비-활성산소-체내조직침투-암

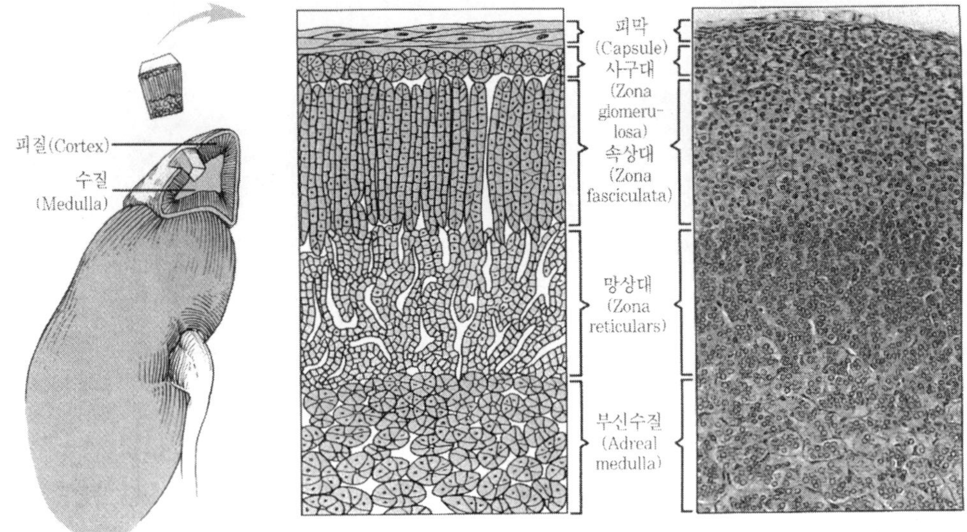


**부신**

### 4) 송과체(Pineal gland)

전뇌의 간뇌속에 위치, 원뿔모양, 길이 8mm정도
멜라토닌호르몬으로 회춘제로도 사용

**역할** : 멜라닌 색소의 양 조절
1일 일상주기인 바이오 리듬 조절(시차극복시 투여)
갱년기에 복용하면 생리기간이 연장
알콜섭취 후 수면시 3/4생성억제
컴컴한 상태에서 생성(불켜 있으면 1/4만 생성)

콩나물의 주성분인 아스파라긴산은 멜라토닌의 생성을 도와준다.

*폐경기에 있는 갱년기여성들에게 투여하면 점차적으로 생리가 연장되고 자괴감이 줄어든다. 그러나 노인에게 회춘제로 투여시 정신건강만 젊어져 몸에 무리가 따르고 더욱 심한 자괴감을 유발하는 악영향도 있다.

## 3. 혼합형 내분비샘

### 1) 췌장(Pancreas)

소화기계통의 부속샘으로 외분비와 내분비를 겸하고 있다.

인슐린과 췌장액이 분비된다.

① 췌장액은 십이지장으로 보내서 소화기능을 촉진 시킨다.

② 인슐린: 탄수화물 대사에 관여하고 혈액 속 당농도 낮춤.

③ 글루카곤: 혈액 속 당 농도 높이는 역할.

④ 소마토스타틴: 인슐린과 글루카곤분비조절, 조절못하면 당뇨병.

*인슐린의 분비는 주로 혈액의 포도당 농도에 의해 좌우된다. 즉, 혈액의 포도당 농도가 높으면 이것이 직접 랑거한스섬의 세포에 작용하여 인슐린의 분비를 촉진시킨다. 그 결과 포도당의 세포내 운반이 증가되어 혈액 내 농도가 감소된다. 반대로 혈액 내 포도당 농도가 낮으면 인슐린 분비가 억제되어 포도당의 세포막 이동이 감소된다. 이로 인하여 포도당 농도가 높아져서 정상으로 회복된다.

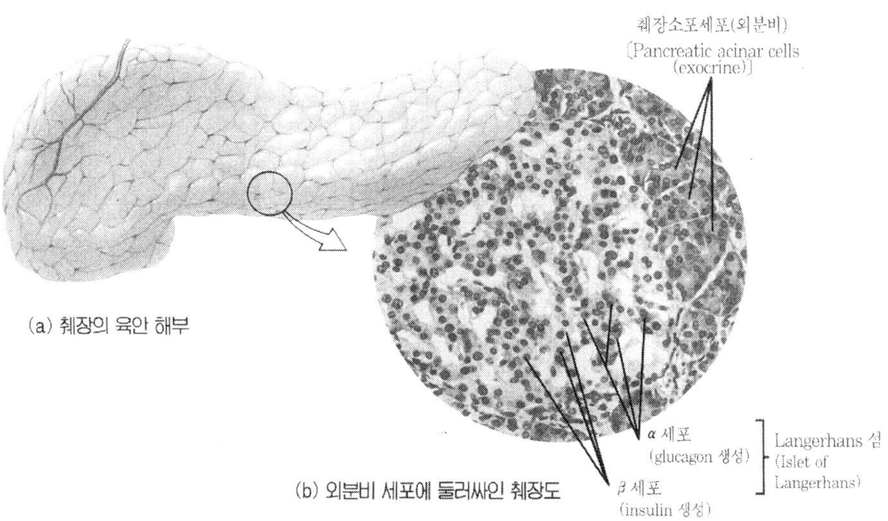


(a) 췌장의 육안 해부

(b) 외분비 세포에 둘러싸인 췌장도

**내분비 췌장**

### 2) 고환(Testis)

정자생성, 테스토스테론 생성

테스토스테론의 형성은 뇌하수체에서 분비되는 황체형성호르몬의 조절을 받는다. 오르가즘을 느끼게 하여 정액과 정자를 사정의 기능으로 배출시킴.

음낭은 인체의 체온보다 2도 정도 낮은 34.5도 정도로 정자가 만들어지는 환경을 조성.

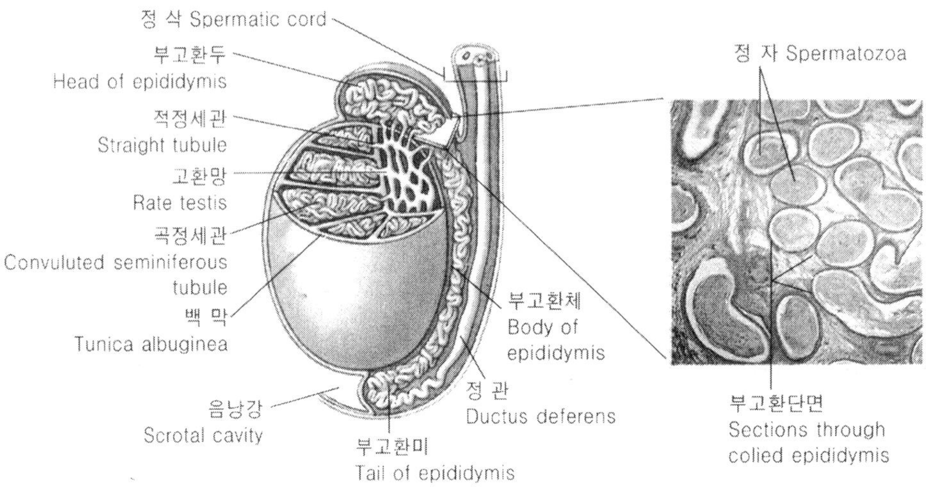


고환

### 3) 난소(Ovary)

2차 성장기에 에스트로겐 분비해서 유방, 자궁, 몸매, 목소리 고와진다.

난소가 없으면 성욕저하, 에스트로겐 과다분비시 성도착증, 생리불규칙.

*프로게스테론(황제형성호르몬)은 에스트로겐에 의해 형성되며 수정체가 자궁에 착상되는 것을 도와주며 일단 임신이 되면 더 이상 난자가 배란되지 않도록 억제해주는 역할을 한다. 분비가 안되면 자연유산이 되고 자연유산 계속되면 프로게스테론 주사를 놓는다.

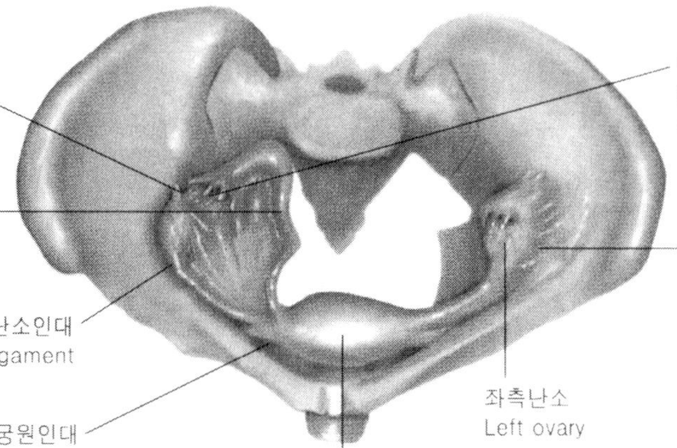
난소제인대
Suspensory ligament of ovary
난 관
Uterine tube
난소인대
Ovarian ligament
자궁원인대
Round ligament of uterus
자 궁 Uterus
좌측난소
Left ovary
광인대
Broad ligament
난관채
Fimbriae of uterine tube

# 05 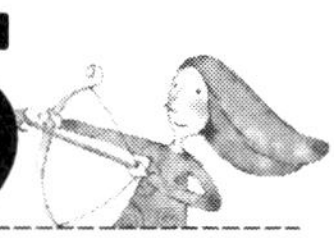

# 문제성 발

1. 문제성 발의 종류와 증상

## 1. 문제성 발의 종류와 증상

### 1) 발의 부위별 기능

사람의 발은 크게 세 부위로 나뉘며, 각기 다른 기능을 한다. 즉, 가장 운동성이 높은 족지부(발가락), 매끈하고 유연성이 필요한 중족골부(방등), 운동성이 낮으면서 똑바로 섰을때 제어를 맡는 족근골부(뒷꿈치)다.

### 2) 발과 신발의 관계

발을 보호해야 할 신발이 발의 구조와 기능을 무시하고, 단순히 가늘고 아름답게 보이기 위한 치장품이 되어 우리의 발을 괴롭히고 있다. 그 때문에 갖가지 발의 장애나 병이 발생하고 있다.

발에 발생하는 대부분의 장애와 질병의 원인이 신발이라는 근거는 아프리카를 비롯해 신발을 신지 않는 사회에서 찾을 수 있다. 그런 지역 사람들의 발의 장애는 전체 정형외과 질환의 3%에 지나지 않는데 비해 신발을 늘 신고 생활하는 사회에서는 60~65%에 이르기 때문이다.

### 3) 편평족(평발)

편평족(평발)이란, 발바닥의 오목하게 들어간 부위에 도톰하니 살이 붙어 발바닥이 납작하게 된 평발을 말한다. 갓난아기는 모두 편평족이지만, 3~4세 무렵부터 차츰 발바닥 안쪽이 들어가기 시작해 완성되는 것은 7세 무렵이라고 한다. 어린이의 편평족이 문제시 된 것은 최근의 일이다.

그러나 구미에서는 1920년대부터 문제가 되고 있었다. 어릴 적부터 신발과 양말을 사용하게 되고, 자연의 땅바닥은 아이들의 발 밑에서 사라져 버린 지 오래다. 더구나 도시에 고층 아파트가 많아지면서 수많은 아이들이 밖에서 뛰어 놀 공간이 줄어들고 있다. 그 때문에 평발인 어린이들이 늘고 있다.

정상적인 발이라도 맞지 않은 신발을 신어 평발이 되는 수도 있다. 한창 성장기에 헐렁한 신발을 신고 격렬한 스포츠를 하거나, 오랜 시간 서 있거나 하면 발바닥의 아치가 잘 형성되지 않고 편평족이 되어 버리는 것이다. 이런 현상을 중학교1~2학년의 여학생한테서 많이 볼 수 있다. 또 야구 선수나 씨름 선수의 경우는 가성편평족이라 해서 발바닥 오목한 부위에 지방이나 근육이 붙어 X레이로는 아치가 있는데 겉보기로는 평발로 보이는 경우도 있다. 성인의 경우 인대, 근육, 건 같은 것이 약해져서 평발이 되는 사람의 대부분은 외반모지다.

또 격한 스포츠나 서서 하는 일, 비만, 장시간의 보행, 그리고 임신 같은 것으로도 일시적 평발이 되는 사람도 있다. 편평족은 병이 아니다. 그러나 정상 발에 비해 피로해지기 쉽고 노화가 빠른 것은 사실이다.

대부분의 발이 나른하다고 하는 정도의 피로지만, 중증이 되면 다리부터 넓적다리 또는 허리 같은데도 통증이 생겨 걸으면 아프다고 하는 증상을 호소하는 환자도 있다. 치료에는 토머스 힐이라고 불리는 교정화를 사용하지만, 어릴때 치료하지 않으면 좀처럼 효과를 기대하기 어렵다.

### 5) 외반모지

발에 나타나는 병으로 가장 흔한 것은 외반모지다. 앞 끝이 뾰족한 구두를 무리하게 신고 다니면, 엄지발가락이 둘째 발가락 쪽으로 굽게 된다. 그것은 발가락만 굽는 것이 아니다.

그 밑의 중족골은 반대로 안쪽을 향하고, 발가락 전체는 [〈] 모양으로 휘어져 흉한 모양으로 변형된다. 심할 때는 둘째 발가락이 엄지발가락 위에 올라가 있거나 엄지발톱이 안쪽으로 틀어질 수도 있다. 오랫동안 그런 상태가 계속되면 완전히 탈구해 버리는 경우도 있다.

탈구는 몹시 아프지만, 외반모지의 경우는 서서히 증상이 진행되기 때문에 환자는 전혀 아픔을 느끼지 못할 수 도 있다.

원인은 거의가 구두, 그것도 굽이 높은 하이힐이다. 때문에 환자의 대다수는 여성인데, 간혹 남성도 있다. 증상은 의외로 초·중·고생에게 많이 나타난다. 그 원인은 덧신을 신기 때문이다. 외반모지는 티눈, 못, 함입조, 무좀 등 다른 병과 함께 나타나는 경우가 많다.

외반모지가 되기 쉬운 발가락의 모양은 따로 있다. 발가락 모양은 크게 나눠 다섯 개의 발가락이 거의 같은 길이의 정방향, 엄지발가락이 가장 길고 새끼발가락을 행해서 차례로 짧아지는 이집트형, 둘째 발가락이 가장 긴 그리스형의 세 가지가 있다. 그 가운데 이집트형 발가락 모양의 사람이 외반모지가 되기 쉽다고 한다.

유전이나 신발의 영향 이외에 외반모지가 될 확률이 높은 사람은 편평족, 개장족, 내전근(엄지발가락 안쪽에 있고, 엄지를 안쪽으로 끌어당기고 있는 근육)이 매우 약해져 있는 사람이나 류머티스, 당뇨병, 통풍, 말초신경 장애가 있는 사람 등이다.

외반모지를 예방하기 위한 첫 수칙은, 가능하다면 직장에서의 휴식 시간에 맨발이 될 것.

신발을 벗고 있는 것만으로도 발에 대한 부담은 상당히 가벼워진다. 중증의 경우는 수술을 해서 뼈를 정상적인 모양으로 되돌려야 한다. "새 구두를 샀더니 견딜 수 없을 만큼 발이 아팠다.", "집에 들어가서 발을 보았더니 외반모지가 되어 가고 있었다." 고 말하는 사람도 있다. 그런 경우에는 다소의 아픔을 참아가며 발마사지를 하도록 한다. 목욕탕에서 차분하게 똑바로 뻗는 운동을 하면 더욱 효과적이다.

### 6) 망치족(해머지)

발가락 끝에 여유가 없는 신발이나 거북한 양말을 신고 무리하게 서면, 발가락이 굽게 된다. 그리고 발가락 끝이 신발 끝에 맞춰져 휘어진 상태로 땅바닥을 움켜쥐려고 하는 형태대로 차츰 발가락이 휘어져서 그대로 고정되고 마는 것이다. 그것이 망치족이라는 병으로 최근에 매우 많아진 것 같다.

둘째 발가락이 긴 그리스형인 사람은 망치족이 되기 쉬우니까 주의할 필요가 있다. 대부분의 경우 외반모지에 해머지가 더해지고, 못, 티눈 까지 생기는 경우가 많다. 해머지가 되는 것은 둘째 발가락이다. 그 이유는 둘째 발가락이 다섯 개의 발가락 가운데서 가장 길기 때문에 신발 앞축이 닿게되고, 걸을 때 무리하게 땅바닥을 거머쥐려고 하는 힘이 작용하기 때문이다.

해머지가 되어 버렸다면 먼저 원인이 된 신발을 신지 말 것. 가벼울 때는 발가락을 마사지하고, 발가락 양쪽을 붙잡고 앞쪽으로 잡아당기는 것을 되풀이하면 상당히 나아진다. 극단적인 경우, 원인이 되는 신발을 하루만 신고 있어도 해머지가 될 수 있다.

그럴 때 당장은 아파도 도저히 마사지를 하지 못한다면 간단한 습포제를 붙여서 염증을 가라앉히고 되도록 빨리 마사지하는 것이 중요하다. 중증이 되면 외반모지와 마찬가지로 수술로 뼈를 절제하지 않으면 안 된다. 예방을 위해서 발에 꼭 맞는 신발을 신도록 하는 것이 중요하다.

### 7) 무좀

발질환으로 가장 일반적인 것은 무좀일 것이다. 시판되는 무좀약을 사용하면 잠시 가라 앉았다가도 다시 끈질기게 재발하고 있다.

무좀에는 마른 것과 젖은 것이 있지만, 어느 것이나 원인은 백선균이다. 백선균은 피부 각질 속의 단백질, 케라틴을 영양원으로 해서 기생한다. 즉, 땀을 많이 흘리는 신발 속에 하루종일 갇힌 발에 이 곰팡이가 쉽게 증식된다.

백선균은 어디로부터 어떻게 발의 피부에 달라붙는가. 즉, 무좀은 어떻게 옮은 것일까? 그것은 백선균이 붙어 있는 각질이 떨어져 있는 곳에서이다. 실내의 발 닦기 매트,

슬리퍼, 락커룸의 바닥 등, 불특정 다수의 사람이 사용하는 기숙사 대중탕, 여관의 욕실 발닦기 매트는 특히 청결에 신경을 써주어야 하는 곳이다.

예방과 치료에는 청결이 첫째지만 약을 사용한다면 피부에 침투성이 강한 것을 골라 내성균을 없애 버려야 한다. 또 치료에는 끈기가 필요하다. 나은 것으로 생각되더라도 3개월쯤은 끈기 있게 약을 계속 발라야 한다. 또 무좀이 있는 곳만이 아니고 그 주위도 넓게 약을 바를 것. 또한 양말을 자주 갈아 신거나 신발을 벗고 발을 말리는 것이 좋다. 하루건너 다른 신발을 신도록 하는 것도 발의 청결을 유지하는 데 도움이 된다. 가족 중 무좀 환자가 있으면 욕실의 발닦기 매트를 젖은 채로 계속해서 쓰지 않도록 한다. 날마다 세탁을 해서 햇볕에 잘 말리는 것이 좋다. 부슬부슬 집안에 떨어져 있는 환자 발의 각질에 백선균이 자라고 있다. 방 청소도 철저히 하도록 한다.

### 8) 함입조(발톱변형)

최근 발톱이 굽어서 발가락 살 속으로 파고드는 함입조가 늘어나고 있다. 증상이 나타나는 것은 엄지발가락이다. 그것은 맞지 않은 신발이 원인이 되는 전형적인 변형이다. 대체로 너무 큰 신발을 신고 있기 때문이다. 또한 긴 발톱이나 발이 불결한 것도 원인이 된다. 환자는 중학교 2~3학년에서 대학생 남자에게 특히 많이 볼 수 있다. 왜냐하면 그들은 신발과 발에 대해 너무나도 무관심하기 때문이다. 마침 그 정도의 나이 때에는 운동을 왕성하게 하고 있지만 거의가 자기 발에 맞는 신발을 신고 있지 않다. 부모들도 신발과 발에 대해서는 무관심하다. 또 학교에서도 발을 위해 어떠한 신발을 고르라는 지도도 없다. 게다가 학교에서 지정한 신발을 신어야 하는 경우도 있다. 개인의 발 모양과는 상관없는 말이다.

특히 운동부 학생의 경우 좋지 못한 신발이 원인이 돼 운동을 하기 어렵거나 좋은 결과를 얻어내지 못하는 일도 있다. 아이들은 발이 꽉 끼는 신발로는 운동을 할 수 없기 때문에, 좀 헐렁한 신발을 신게 된다. 그러면, 신발 속은 매우 불결하기 때문에 그 상처를 통해 여러 가지 세균이 침투하게 된다.

또 손발에는 땀이 많거나 이것들이 합병해서 발톱이 병에 걸리는 것이다. 더구나 달리기나 뛰거나 하면 신발 속에서 발이 움직이게 된다. 발에 잘 맞는 신발이라면 척하니 멈출 것이지만 너무 크면 멈추지를 않고 발가락 끝이 그대로 신발에 부딪치고 만다. 그런 자극을 되풀이하면 발톱이 바깥쪽이나 안쪽으로 부자연스럽게 파고 들어가 염증을 일으킨다. 심해지면 발톱이 말리는 수도 있다.

그럴 때는 되도록 빨리 병원으로 가서 치료를 받도록 한다. 악화되면 속이 곪아서 발톱을 벗겨 내거나 도려내는 등의 수술밖에는 치료법이 없다.

### 9) 못, 티눈 , 사마귀

외반모지가 심해지면 발바닥에 걸리는 힘의 부위가 바뀌고, 크게 힘이 걸리는 곳에 못이나 티눈이 생기기 쉬워진다. 양자 모두 피부 표면의 각질층이 신발 같은 것에 의해서 되풀이해 자극을 받고 부분적으로 두꺼워진 것이다. 못과 티눈이 잘 생기는 자리는 정해져 있다.

못은 엄지발가락과 둘째 발가락 사이의 중족골의 골두부에 잘 생기고, 티눈은 넷째 발가락과 새끼발가락 사이 같은데 잘 생긴다. 물론 다른 부위에도 나타날 수 있다. 못은 피부의 바깥쪽에 생긴 것으로 목욕을 마치고 물에 불어 있을 때 깎아내면 된다. 그러나 일찌감치 치료하지 않으면 중족골 병지종이라는 발바닥 중족골 골두부의 이상을 일으킬 수 도 있다.

티눈은 심지가 피부 속에 상당히 깊이 파고들어 있어 표면만을 깎아내는 것으로는 치료되지 않는다. 심지부터 확실하게 뽑아내지 않으면 안 된다. 서툰 치료보다는 정형외과 의사에게 맡기는 것이 안전하고 빠를 것이다. 사마귀는 발뿐만이 아니고 손이나 얼굴에도 갑자기 생겨나는 바이러스가 원인이다. 사마귀가 발바닥에 생기면 몸무게가 얹히기 때문에 몹시 아프다.

못과는 달리 반드시 뼈가 불거진 부위에서만 볼 수 있는 것이 아니고, 주위의 피부와 확실하게 구별되는 곳에도 생긴다. 갑자기 생겨나고, 아무런 손을 쓰지 않아도 저절로 사라지는 수도 있다. 치료 방법은 못이나 티눈과 같지만 잘라낸 부분에는 사마귀가 있었을 때 보다 아프거나, 같은 자리에 새 사마귀가 생겨나는 일이 많다. 그래서 치료는 몇 주간 사리칠산을 사마귀에 발라야만 한다. 예방을 위해서는 되도록 발을 청결하게 유지해야 한다.

### 10) 족저건막염

발바닥 전체가 후끈거리는 병이다. 가장 큰 원인은 몸무게 증가지만, 오래 서서 일을 해도 생긴다.

족저건막이란, 발바닥 오목하게 들어간 곳 근처를 세로로 달리고 있는 건 모양의 것이다. 선 채로 있는 상태가 오래 계속되었을 때 지압을 하면 기분이 좋아지는 곳이 그곳이다.

그런 상태는 염증을 일으키기 직전이기 때문에 지나치게 피로가 계속되면 진짜 염증이 된다. 치료방법은 족저건막이 무리 없이 견딜 수 있을 만큼으로 몸무게를 줄일 것. 그리고 조금 발굽이 높은 신발을 신거나 부드러운 소재의 깔개를 바닥에 깔거나 해서 부담을 줄이고, 근막의 긴장을 풀어주어야 한다.

### 11) 중족골 골두통

발가락 뿌리께 밟고 딛는 부위가 몹시 아픈 병이다. 환자는 곧잘 "신발 속에 잔 돌맹이가 들어 있는 채로 걷고 있는 것 같은 느낌"이라고 표현한다. 걸으면 어쩐지 발이 아프기 때문에 차츰 걷지 않게 된다. 그런데 그것이 오히려 증상을 악화시키는 것이다.

중족골은 아치부위에 분포되어 있는 뼈를 말하며 중족골의 아치 부위는 인대 조직이 지탱하고 있는데, 그 인대가 늘어져 버리면 아치형이 납작해져 버리면서 통증을 느끼게 된다.

원인은 몸무게의 증가다. 몸무게를 받쳐주고 있는 것은 주로 뒤꿈치와 엄지발가락 부분과 새끼발가락 부분의 중족골 골두의 3점이다. 그러니까 지나치게 무거워진 몸무게를 줄이고, 발바닥을 움직이는 적당한 운동을 하는 것이다.

### 12) 아킬레스건 주위염

아킬레스건 주위염은 발뒤꿈치나 아킬레스건이 아픈 병이다. 발목을 움직이면 아프고, 아킬레스건 위에다 손가락을 대 보면 어쩐지 삐걱거리는 것 같다고 느껴지는 경우에는 아킬레스건 주위염이 아닌지 의심해 보아야 한다. 신발에 쏠리는 것이 주원인이다. 또 장시간의 트레이닝이나 평소에 운동을 하지 않던 사람이 갑자기 과격한 운동을 했을 때도 발생한다.

외국에서는 두꺼운 양말을 신는 겨울에 많은 병이기 때문에 우너터 힐이라고도 부른다. 정확하게는 종골 아킬레스건간점액초염이라고 하고, 뒤꿈치와 아킬레스건 사이에 쿠션 역할을 하고 있는 점액포라는 자루에 염증이 생기는 병이다, 치료는 매우 어렵다. 이렇게 되면 뒤꿈치에 무리를 주지 않은 샌들을 신도록 한다. 예방책은 먼저 발에 맞는 신발을 신을 것, 운동을 하기 전에는 아킬레스건을 잘 뻗을 것. 운동할 때는 신발 뒤꿈치가 조금 높은 것을 신도록 해 아킬레스건의 부담을 줄일 것.

### 13) 아킬레스건의 절단

뚝 하는 소리와 함께 참기 힘든 아픔이 발목에 전달되고, 그 즉시 걸을 수 없게 되는 아킬레스건 절단은 스포츠 선수에게 많을 것 같지만, 실은 40~50대의 한참 일할 나이의 남성에게 제일 많다. 평소 그다지 발을 많이 움직이지 않다가 갑자기 과격한 운동을 했을 때 제일 많이 발생한다. 최근에는 에어로빅 같은 과격한 운동을 처음 시작하는 중년 여성에게도 많이 나타나고 있다.

실제로 몸은 나이를 속일 수 없다. 중년이 지나면 아킬레스건 주변의 혈행이 나빠지고, 끊어지기 쉽기 때문에 운동하기 전에 아킬레스건을 늘리거나 따뜻하게 해서 혈액

순환을 좋게 하는 것이 예방의 첫걸음이다. 운동 전 준비운동은 절대로 빼 놓지 말아야 한다.

아킬레스건의 절단의 원인은 다음의 세 가지다.

1.아킬레스건을 무리하게 늘였을 때

2.아무런 준비 운동도 하지 않고 족 관절을 급격하게 굽혔을 때

3.아킬레스건이 팽팽해져 있을 때 건에 무언가가 부딪혔을 때

세 번째는 불가항력에 의한 사고지만 1,2의 원인은 자신의 체력을 알고 준비 운동을 게을리 하지 않으면 충분히 있을 수 있다. 아킬레스건이 절단되는 사고를 당했다면 빨리 수술을 하지 않으면 안 된다. 두 달 이상 방치면 완치율이 떨어진다.

### 14) 무릎의 접시뼈(슬개골)가 깨진다!

준비 운동을 하지 않고 몸을 급격하게 움직였더니, 무릎의 접시뼈 언저리가 아프기 시작했다. 굽히거나 뻗거나 하는 것이 고통스럽다. 그러다가 무릎 근처에서 삐걱이는 소리가 들리기도 하고, 오르내릴 때 갑자기 힘이 빠지고 움직이는 것도 힘겨워졌다. 그런 증상이 있으면 반월판의 손상을 의심해야 한다. 치료는 무릎에 너무 힘이 걸리지 않을 정도의 운동을 하고, 무릎 위에 있는 대퇴사두근을 단련시킨다. 심할 때에는 반월판을 수술로 절제한다.

### 15) 슬개건염

무릎에 큰 힘이 가해진 슬개골(접시뼈)과 그 밑에 있는 경골을 잇는 건이 손상을 입어 염증을 일으키는 것이다. 접시뼈를 누르거나 뒤로 밀거나 해서 통증이 있으면 슬개건염이다.

증상이 심해지면 무릎에 힘을 줄 수 없게 된다. 축구나 농구, 육상의 넓이뛰기와 같이 점프가 필요한 스포츠 선수에게 많은 병이다. 치료로 부분적인 절제법이 있지만, 수술은

되도록 하지 않는 것이 좋다. 온습포 같은 것으로 장시간에 걸쳐서 치료를 한다. 완전히 유대가 접시뼈에서 벗겨져 버렸다면 수술을 해야 한다. 수술 후에도 1~2개월 동안 깁스로 고정시키고, 2~4개월 정도의 안정이 요하다. 즉 중증의 경우 반년간 부자유스런 상태가 되는 것이다. 운동 전에는 대퇴사두근의 충분한 스트레칭을 하도록 한다.

### 16) 변형성 슬관절증

스포츠를 좋아해 체력에 자신이 있는 사람이 갑자기 무릎이 아플 경우가 있다. 그것은 무릎안쪽에 부담이 걸리고, 관절의 연골이 닳아 있기 때문에 일어나는 것이다. 과격한 스포츠가 무릎에 큰 부담을 주었기 때문에 노화가 빨리 왔다는 뜻이다.

변형성슬관절증은 노화 현상의 기준이다. 나이를 먹으면 누구나 이 병에 걸린다고 해도 과언이 아니다. 노화에 의한 몸의 변화를 가령성변화라고 부른다.

한번 노화해 버린 몸은 본래대로 돌아가지 않는다. 문제가 되는 것은 젊은 시절에 과격한 스포츠를 할 일이 없다거나 무릎에 부담을 줄 만한 일을 하지 않았다든지, 고령자도 아닌데 무릎이 몹시 아프다는 경우에는 그 원인이 의외로 신발에 있는 경우를 들 수 있다. 맞지 않은 신발을 오래 신고 다닌 결과 무릎이 이상하게 빨리 노화되고 만 것이다. 증상이 심해지면 걷지 못하게 된다. 원래 상태로 돌릴 수 있는 치료 방법은 없다. 더 이상 악화시키지 않기 위해서는 뼈나 연골에 스트레스를 주지 않도록 근력을 강화하고, 차게 하지 말며, 혈액순환을 좋게 하는 등 무릎을 보살펴 주는 것이다.

### 17) 통풍

"바람만 맞아도 아프다." 라고 할 만큼 통풍은 문자 그대로 아픈 병이다. 엄지발가락에 발생하는 것이 특징이지만 드물게 다른 발가락이나 무릎에 발생하는 수도 있다.

통풍 위 원인은 고뇨산혈증으로 관절염 발작으로 나타나는 증상이다. 고뇨산혈증은 요산이 과다하게 만들어지거나 배출이 감소하는 증세를 나타낸다. 요산이란 체내의 단백질이 분해되어 오줌으로 배설되는 것이다. 그런데 혈액에서 잘 분해되지 않으면 오줌으로도 배설되지 않고 혈액 속의 요산 농도가 올라가 버리는 것이다. 통풍 환자는 남성이 압도적으로 많다.

평소 부족과 접대 같은 것으로 육류 중심의 미식이 원인이라고 생각된다. 그러나 최근에는 커리어 우먼이 속속 사회로 진출하고 있어 여성에게도 통풍 환자가 늘어나는 추세이다.

예방을 위해서는 젊을 때부터 식사를 균형 있게 해야 하며, 지나친 미식을 자제하고 운동부족이 되지 않도록 신경을 써야 한다. 나이 이상으로 노화를 앞당기지 않도록 발과 허리를 보살펴 주는 식단도 필요하다.

### 18) 류머티스

류머티스는 크게 둘로 나눌 수 있다. 근육이나 인대를 침범하는 근육 류머티스와 뼈나 관절을 침범하는 관절 류머티스이다.

근육 류머티스는 심장이나 전신의 관절에 충격이 오는 일은 없다. 그러나 아픔이 심하고 보행이 어려워지는 등 귀찮은 병이라는 점에서 관절 류머티스와 다를 것이 없다. 원인은 유행성 감기, 동맥경화, 기생충, 비타민B결핍, 내장 질환에서 오는 것 등 여러 종류가 있다.

원인에 따라서 치료 방법도 여러 가지지만, 공통점은 관절 류머티스와 마찬가지로 따뜻하게 해 주면 좋아진다는 것이다. 아픈 곳을 차게 하지 않도록 조심해서 원적외선 같은 것으로 치료하는 것이 효과적이다. 또 효과가 있는 것은 긴 안목으로 적당히 스스로 운동을 하는 것이다.

만성 관절 류머티스 성인 여성에게 압도적으로 많이 발생하며 대단한 통증을 수반한다.

그러나 현재로서는 확실한 원인은 찾지 못하고 있다. 치료에는 초저온 치료, 운동 요법, 온열 요법, 물리 요법, 식이 요법 등 갖가지지만 원인을 모르기 때문에 근본적인 치료라고 할 수 없고, 대조적인 것으로 통증을 풀도록 하는 정도인 것이다. 스스로 자기 몸을 움직이도록 하지 않으면 좀처럼 효과를 볼 수 없다. 따뜻하게 하면 몸이 부드러워지고 통증도 덜 하기 때문에 운동을 한결 편히 할 수 있다. 목욕도 매우 좋은 방법이다. 치료에 있어서 제일 안 좋은 것은 "아무래도 류머티스는 근치하지 못하는 것이니까."라고 단념해 버리는 것이다. 그대로 방치해 두고 있다가 심하게 아플 때만 부신피질 호르몬제 같은 것으로 고비만 넘기려 한다면 더 악화되면 악화되지 회복은 기대하지 말아야 한다. 조급하게 생각하지 말고 적극적으로 몸을 움직여서 증상이 악화되지 않도록 해야 한다. 최근에는 좋은 약도 개발되고 있다. 의사의 진찰과 지도를 받도록 한다.

### 19) O, X 다리

X다리(외반슬)는 구미인에게 많고, 무릎 안쪽이 들어가 버린 상태를 말한다. 어떤 신발도 안쪽이 먼저 닳아 버린다는 사람은 X다리인 경우가 많다. 그런 사람은 안쪽이 올라간 신발을 신으면 보행이 편해진다. O다리(내반슬)는 동양인에게 많고 무릎이 바깥쪽으로 굽어져 있는 상태다. 고령이 되면 노화에 의해 O다리가 되는 사람도 많다. 원인은 무릎을 꿇고 앉거나 방바닥에서 생활하는 습관 때문이라고 하니까, 앞으로 도시에서는 적어질지도 모른다.

O다리인 사람의 신발은 바깥쪽이 닳는다. 때문에 바깥쪽이 좀 올라간 신발을 신는 것으로 O다리를 교정 할 수 있다. 최근에는 실내에서 신는 슬리퍼에도 그런 O다리의 교정 기능을 장치한 것이 있다.

### 20) 발냄새

발은 땀이 많이 나는 곳이다. 생리학적으로 땀은 이포크린섬 땀과, 에크린성 땀의 두 종류가 있다. 아포크린성 땀은 냄새가 강하며, 정신적으로 긴장했을 때 이른바 손에 땀을 쥘 때 나는 것이다. 발의 땀은 운동이나 노동을 했을 때 나는 땀과 같은 아포크린성이기 때문에 고약한 냄새가 코를 찌르는 것이다. 사우나를 하면서 나는 땀은 에크린성이기 때문에 냄새는 별로 없다.

발은 몸에서 나는 냄새 중 가장 심한 부위이다. 당연한 말이지만, 악취를 막을 가장 좋은 방법은 청결을 유지하는 것이다. 외출에서 돌아오면 보통 손이나 얼굴을 먼저 씻는다. 그런데 사실은 시대극에서처럼 발부터 씻어야 하는 것이다. 운동을 한 뒤에는 물론 외출에서 돌아오면 반드시 발을 씻도록 한다.

목욕을 할 때는 발가락 사이나 발바닥도 정성 들여 잘 씻도록 한다. 같은 신발을 계속해서 신는 것은 신발을 위해서나 발을 위해서도 좋지 않다. 반드시 두 세 켤레를 교대로 신도록 한다. 그리고 신지 않는 신발은 반드시 그늘에 말려 내부를 잘 건조시킬 것. 신발을 몇 켤레씩 마련하는 것이 낭비처럼 생각되지만 그렇지 않다. 여러 켤레이기 때문에 신발은 오래 신을 수 있고, 발은 더 건강해지니까 일거양득으로 매우 경제적이다.

땀이 많이 나서 고약한 냄새가 난다는 사람은 방취깔개를 사용하도록 한다. 널리 이용되고 있는 발한 방지 스프레이는 발에 상처가 없을 때만 사용하는 것이다. 또 자주 신는 신발은 아무래도 냄새가 나기 마련인데 신발용 방취 스프레이가 매우 편리하다. 좀처럼 안쪽이 말라 있을 틈이 없는 부츠에도 좋은 것이다. 좀 귀찮아도 하루 몇 차례라도 양말을 갈아신도록 하는 것이 좋다. 그냥 갈아신기만 할 것이 아니라 발도 자주 씻어 주면 좋다. 하지만 대게 그런 여건이 되지 못하므로 발가락 사이 같은데 땀을 말끔하게 제거하도록 한다.

우수한 영업 사원들의 필수품은 셔츠와 갈아 신을 양말과 타올이라는 말을 들었다. 양말과 타올을 예비로 갖추는 습관은 사무직 사람도 꼭 본받을 만한 일이다. 또 여자의 스타킹은 얇기 때문에 통기성이 좋을 것 같지만, 소재가 화학 섬유라 아무래도 냄새가 빠지질 않는다. 발냄새가 마음에 걸리는 사람은 휴식시간에 화장실이나 탈의실에서 갈아 신도록 한다.

### 21) 붓는 발

오랜 시간 서있거나, 평소에 발로 걷지 않는 사람이 갑자기 먼 거리를 걷거나 하면 발이 붓거나 후끈거리기도 한다. 그 이유는 심장에서 흘러온 혈액이 심장으로 잘 돌아가지 못하는 울혈 상태에 있기 때문이다. 발생하는 부위는 거의 하퇴부(무릎에서 발목까지)이다.

최말단까지 온 혈액이 심장으로 돌아가기 위해서는 정맥 둘레의 근육이 제대로 움직이지 않으면 안 된다. 근육이 약해져 있거나 피로해 있으면 정맥의 혈행이 나빠져 울혈 상태가 일어난다. 울혈을 하면 정맥은 팽창하고 혈행이 약해져 있거나 피로해 있으면 정맥의 혈행이 막혀 더욱더 혈액이 심장으로 돌아가기 어렵게 된다. 이렇게 되면 혈관 속의 혈액과 세포 조직의 침투압의 밸런스가 무너져 혈액 속의 수분이 세포 조직으로 나와 버리고 마는 것이다. 그것이 부종과 후끈거림의 원인이 된다. 울혈이 계속되면 붓거나 후끈거리는 것 뿐만아니라, 무좀이 생기거나 심장 같은 내장 기관에도 좋지 않은 영향을 미치게 된다. 평소 운동에 신경을 쓰고 혈액 순환을 좋게 하도록 노력하기 바란다.

정맥류(혹)도 이 부종의 증상에서 시작되어 역시 하퇴에 발생한다. 손발의 정맥에는 깊은 곳을 지나고 있는 것과 눈에 보이는 표면을 지나가는 것이 있다. 표면을 지나는 정맥 주위에 있는 근육의 벽은 매우 얇기 때문에 힘도 약하고, 울혈하기 쉽다. 특히 발은 전신의 무게가 걸리는 몸의 맨 아래에 위치해 있어, 정맥 속의 마개가 손생되면 혈액은 아래로 나가려기만 하는 상태가 되어 버린다. 그렇게 서 있는 자세가 계속되면 하퇴에 혈액이 고이고, 정맥이 팽창해서 정맥 혹을 만든다.

이 증세는 유전적인 요인처럼 보이지만, 역시 서서 하는 일이 많은 사람에게 나타나기 쉬운 증상이다. 심해지면 수술을 해야 하는데, 그 전에 정맥 혹이 있는 사람을 위한 양말을 신거나 온천 치료로 증상을 풀어 보길 권하고 싶다. 신발이 발의 부종의 원인이 되는 경우도 많다. 샀을 때는 꼭 맞는 신발이 그다지 살이 찐 것도 아닌데 어느 날 발이 커져 도저히 신을 수 없을 때에는 그 신발이 살 때부터 너무 작았다고 생각할 수 있다. 때문에 발에 맞지 않는 작은 신발을 무리하게 신고 있던 결과 혈행이 나빠져서 울혈이 생긴 것이다. 그런 부종은 원인이 되는 너무 작은 신발을 벗어버리는 것으로 그냥 나을 수 있다.

주의하지 않으면 안 될 것은, 원인이 심장이나 신장 같은 것의 기능 장애인 경우다. 신발을 이것저것 바꿔 신어도 그냥 발이 붓는다거나 발이 몹시 피로할 경우에는 서둘러

내과 진찰을 받도록 한다.

부종의 치료수칙은 첫째로 발에 꽉 끼는 신발은 신지 말 것. 보기 좀 흉하다고 느껴져도 발을 높게 하고 잠을 잘 것. 미용사나 웨이트리스와 같이 서서 일하는 사람이라면 적당한 발판에 한 발씩 올려놓기만 해도 잘의 부기가 많이 가라앉는다.

발의 피로를 풀기 위해서는 온 · 냉욕이 있는데, 이것은 부종에도 효과가 있다. 발이 피로하다거나 약해졌다고 생각하는 사람은 발 전체를 보호하는 쿠션 깔판을 쓰는 것이 좋을 것이다.

## 22) 염좌, 골절

발 부상의 대표적인 것은 염좌(삔 것)와 골절이다. 심한 염좌와 골절의 차이는 전문가가 아니면 판단하기 어렵지만, 만약 골절을 당했으면 일어서서 못할 것이다. 어쨌든 염좌이거나 골절이거나 병원으로 가기 전의 응급처치 중 반드시 지켜야 할 것은 절대로 움직이지 않는 다는 것이다. 그러기 위해서는 기구가 필요한데, 그렇다고 뭐 번거로운 것은 아니고 부목과 붕대만 있으면 족하다. 다친 곳을 붕대로 감고 발목 있는 데서 고정시키는 것이 중요하다.

붕대가 없을 때는 무엇이든 좋으니까 발목을 휘감아 주어야 한다. 대용품으로 우선 양말 이 있다. 다치지 않은 발의 양말을 벗겨서 묶는 것이다. 남자라면 벗는 것이 간단하지만 여자의 스타킹은 쉽게 벗을 수 없을 것이다. 그럴 때는 손수건이나 넥타이, 스카프 등 가릴 것이 없다. 아무튼 묶을 수 있는 천이나 발목의 관절을 단단히 고정한다. 단, 결코 혈액의 순환을 멎게 해서는 안 된다.

응급처치 후엔 서둘러 병원으로 가야한다. 움직일 때는 아무쪼록 아픈 쪽 발을 땅바닥에 짚지 않도록 한다. 무엇이든 지팡이가 될 만한 것을 찾아 아픈 발에 체중이 실리지 않도록 조심한다.

염좌란 발의 뼈와 뼈를 잇고 있는 인대가 늘어났거나 부분적으로 절단된 상태를 말한다.

치료방법은 우선 안정할 것, 그리고 얼음으로 식히는 것도 좋고, 그냥 삐끗한 가벼운 정도라면 냉감 습포로 식힐 것, 그리고 나서 탄성 붕대로 적당히 압박한다. 부어올라 있는 상태라면 머리보다 발을 높게 하고 눕는다. 심하게 다쳤다면 인대단열을 의심할 수 있고, 수술이 필요할 수도 있다. 학생시절에 습관처럼 염좌가 재발하는 경험을 했던 사람도 많을 것이다. 회복이 되었다면 재발 방지를 위해 발목의 근육을 단련하도록 한다. 발목 돌리기, 발끝으로 서기, 같이 간단한 트레이닝도 유익하다.

# 06

# 반사구의 보강

## 1. 뇌하수제

두개골 중앙에 있는 작은 골강에 위치하며 체내 모든 내분비기관을 지휘하는 선이다.

- 생리학적 구조 – 섬유막으로 분리된 2개의 엽으로 뇌하수체의 전엽은 전체 약75% 가량을 차지하며 나머지 25%정도는 뇌하수체 후엽으로 구성되어 있다.

## 2. 전두동

- 생리적 구조 – 전두골과 전두린으로 나눌 수 있는데 전두동은 비강의 앞위쪽으로 전두골 속에 있는 1쌍의 강으로 왼쪽, 오른쪽 별도로 반달틈새라고 하는 사이를 통해 중간비도에 연결되어 있다.

## 3. 액 두

미세한 섬유조직과 점막으로 내벽이 구성되어 있고 말할 때나 노래할 때 소리의 진동폭을 넓혀 주고 점막은 아무 미세한 섬유조직의 파동 작용을 한다

## 4. 대뇌

중앙의 홈에 의하여 양반구로 나뉘는데 뇌가운데 가장 큰 부위이다.

- 생리적 구조 – 일반적으로 흔히 말하는 뇌가 바로 대뇌이며 크기는 약 1,200g~1,500g이며 우반구와 좌반구로 구분된다. 또한 대뇌 피질의 두께의 1~1.5mm로 되어 있으며 그 속에는 90~150억개의 신경세포를 구성한다.

## 5. 소뇌

좌 · 우 두 개의 반구로 되어 있고 평형감각을 조절한다.

- 생리적 구조 – 뇌교의 측면이 조금 커진 것으로 연수와 뇌교의 후상방에 있으며 타원형의 중앙부에 압축된 벌레모양과 외측으로는 팽창된 2개의 소뇌 반구로 되어 있다.

## 6. 삼차신경

뇌에서 얼굴쪽으로 가는 큰 신경중의 하나로 지각신경과 운동신경이 삼차 신경절을 만들고 여기서 시신경, 아래턱 신경, 윗턱신경 등 세 갈래로 나누어지는데 이를 삼차

신경이라 한다.

• 생리적 구조 – 우리 인체 내에서 뇌신경 중 최대의 것으로 감각성 섬유는 얼굴 대부분의 피부와 비강 및 구강의 점막과 하악설근 등 몇 개의 작은 근을 지배하고 있다.

### 7. 경 부

목은 가장 무거운 머리를 떠 받치고 있는 부분으로 이상이 생길 경우 어깨 결림과 두통을 불러 일으킨다.

• 생리적 구조 – 목의 구조는 두부와 흉부사이에 있으며, 전부를 경부라 하고 후부는 항부라 한다. 특히 남성은 후두융기로 후두의 갑상연골 위에 형성되어 있다.

### 8. 눈

눈 주위는 지방조직으로 보호받고 있으며, 인체의 다른 감각기관보다 중추신경계가 바깥으로 노출되어 있는 기관이다.

### 9. 귀

소리를 모으고 음을 들으며 평형감각을 유지한다.

### 10. 승모근

목과 어깨에 걸쳐있는 넓고 평편한 삼각형의 근육으로 부신경과 경신경의 지배를 받는다.

### 11. 갑상선

정면에서 볼때 나비 넥타이 모양을 하고 있으며 심장 박동을 일정하게 유지시키고 체내 산소량을 조절한다.

### 12. 부갑상선

칼슘과 인의 균형조절 및 호르몬 분비를 한다.

### 13. 어깨

몸과 팔이 연결되는 부위로 인체에서 운동 범위가 상 · 하 · 좌 · 우 회전까지 할 수 있어 가장 크다. 그러나 관절낭과 인대들의 발달이 미약하여 탈구가 쉽게 일어나는 관절이다.

### 14. 심장

혈액을 온몸에 보내는 심장은 4개의 판막으로 분리된 4개의 방으로 구분되어 있다. 혈액을 폐에 보내 이산화탄소를 버리고 산소를 받아 정맥에서 폐로 산소가 가득찬 혈액을 보내어 혈액순환을 촉진시키며 각 조직과 기관에 필요한 영양분을 공급하며 노폐물을 회수해서 돌아오게 한다.

### 15. 폐와 기관기

폐는 자체근육은 없지만 기관을 둘러싸고 있는 흉부 근육의 펌프 작용으로 호흡, 순환계 기능에 중요한 역할을 한다.

### 16. 췌장

몸속의 혈당을 조절하며 음식물의 소화와 영양소의 전환을 돕는 장기로 췌장에서 분비도는 인슐린은 탄수화물을 포도당으로 바꾸어주는 역할을 하게 된다. 인슐린의 양이 적으면 당의 흡수가 약해지므로 당뇨병이 발생하게 되고, 양이 많으면 저혈당 증세가 나타난다.

### 17. 비장

혈액을 정화하고 저장하였다가 혈액량을 유지하기 위해 더 많은 혈액이 필요할 때 저장한 혈액을 방출시키는 기능을 한다. 헤모글로빈을 저장, 방출하기 위한 적혈구를 분해시키며 소화기관으로서의 기능도 병행하고 있다. 임파구를 생산하여 외부위 유독물로부터 신체를 보호하는 역할도 한다.

### 18. 위

위는 소화기관 중에서 가장 팽대한 부분으로 음식물을 저장하고 이를 엽산, 레닌의 화학 작용과 위 근육의 운동을 통해 죽의 형태로 분해하여 소장으로 보낸다.

## 19. 견갑골선

양쪽 어깨에서 등으로 내려가는 곳에 양팔이 붙은 부분으로 삼각형의 편평골이 척추 양쪽에 상대적으로 놓여 있으며 이곳에 이상이 생기면 어깨로부터 팔꿈치까지 통증을 느끼며 팔을 들어올리기 힘든 경우도 있다.(미용사, 이용사, 전화 교환원, 컴퓨터에 종사하시는 분)

## 20. 팔꿈치 관절(주관절)

3개의 뼈와 3개의 관절로 구성되어 있고 신경과 동맥이 뼈대 가까이 지나가므로 주위를 요하는 곳이다. 특히 팔을 심하게 쓰는 운동 선수들의 고질적인 직업병으로 관절염과 비슷하게 팔을 움직일 수 없는 증세가 나타날 수 있다.

## 21. 슬관절

대퇴골과 경골에 이어져 슬개골과 구성 되어있는 관절이며, 하퇴와 대퇴부를 연결시켜 주는 관절이다. 운동범위는 손가락 또는 주관절보다 훨씬 넓고 점액낭이라는 슬개골 안쪽의 완충지대 속에서 보호받고 있다.

## 22. 외미골

바깥쪽 꼬리뼈의 부위로 여러개의 미추가 융합하여 한 개의 미골을 형성한다. 미추골의 일반적인 모습은 선골 하단과 관절로 되어있으며 나머지는 거의 퇴화 되어있고, 미골통은 갑자기 허리를 부딪혔을때나 의자에 앉는 자세가 나쁜 경우에 발생 되기 쉽기 때문에 두통이나 좌골 신경통을 일으키기도 한다.

## 23. 경추

목에서 어깨에 이르는 부위를 지칭하며 오랜 시간 고개를 숙이고 있으면 목에서부터 어깨에 걸쳐 혈액순환이 나빠지게 된다.

## 24. 흉추

경추아래 12개의 뼈로 형성되어 있고, 구조상 앞과 뒤로 뼈가 굽어져 있고 좌우로는 갈비뼈를 지탱해 주고 있다. 그러므로 갈비뼈와 연결되어 있기 때문에 뼈조직이 단단하다.

### 25. 요추

5개의 뼈로 구성되어 있으며 체중을 지탱하는 역할을 하고 모든 운동을 담당하고 있다. 앞 · 뒤 · 좌 · 우 구부리고 펴는 것 등은 요추를 지탱하여야 힘이 나온다.

### 26. 천골과 미골

천골은 태어날 때 5개뼈로 되어 있지만 성인이 되면서 하나로 융합되어 모든 뼈를 받치고 서 있는 주춧돌과 같은 역할을 하는 부분으로 천골 반사구를 자극하면 잘못된 체형이 틀어져 생기는 각종 증상을 없앨 수 있다.

### 27. 내미골

척추의 가장 아래 끝을 구성하는 3~5개의 미추가 골결합을 하여 이루어진 미골은 앉거나 넘어질 때 손상을 입기 쉬운 곳이며 이로 인해 경추에까지 영향을 미치며 방광, 수뇨관, 직장과도 신경이 연결되어 있다.

### 28. 부신

인체의 물과 미네랄의 균형을 조절하는 호르몬이 분비되고 나트륨과 칼슘의 균형을 유지하여 혈압에 중대한 영향을 준다. 또한 부신에서 생성되는 호르몬들은 지방, 단백질, 탄수화물의 신진대사에 매우 중요한 역할을 한다.

### 29. 신장

피부 및 호흡기계와 더불어 배설기관으로 음식물의 대사에 의해 생산된 요성분을 혈액에서 걸러 내어 밖으로 배설한다.

### 30. 수뇨관

신장에서 방광으로 오줌이 이동하는 통로

### 31. 방광

뇨관을 거쳐들어간 오줌을 저장, 배설하는 두꺼운 벽으로 된 오줌저장고

## 32. 횡행결장

결장은 맹장에서 시작되어 대부분을 차지하며 주행 위치에 따라 상행결장. 횡행결장, 하행결장으로 나눈다. 횡행결장은 대장의 일부분으로 연동운동이 잘 이루어지지 않으면 설사와 복통이 생길 수 있다.

## 33. 십이지장

소장이 시작되는 20 -30cm의 관으로 길이가 손가락 12마디 정도이므로 십이지장이라고 한다. 이것이 고정되어 있어 운동력이 거의 없으므로 영양분 흡수에 관여한다.

## 34. 소장

직경이 대장의 약1/2이라 소장이라 이름지어 졌고 근육성의 얇은 막으로 구성되며 위쪽2/5를 공장 아래쪽의 3/5을 회장이라 한다. 위액과 장액외에 간장과 췌장에서 분비하는 소화액을 받아 소화관 벽에서 영양분을 흡수한다.

## 35. 맹장

대장의 시작 부위로 맹장은 사람에게는 그 기능이 퇴화되어 작으나 맹장의 끝에 붙어있는 충수는 임파 조직이 발달하여 소화에 도움을 준다.

## 36. 회맹판

대장의 시작부위로써 소화되고 남은 노폐물을 소장으로 역류하는 것을 막고 있다. 회맹판에 이상이 생기면 대장으로 들어갔던 음식찌꺼기가 역류하여 가스가 장벽을 자극하여 하복부 팽만감을 느끼게 한다.

## 37. 간장

생명유지에 필요한 물질을 만드는 조성대사 분해대사 혈액이 필요한 것은 남기고 필요치 않은 것은 버리도록 하는 신진대사 등의 기능을 한다. 노폐물이나 몸 속으로 들어온 물질을 정화하는 여과와 해독작용을 한다.

## 38. 담낭

간에서 만든 담즙을 농축 저장하여 소화 작용 시 십이지장으로 방출하고 담즙은 섭취된 지방을 유화시켜 흡수를 가능하게 해주며 필수 지용성 비타민 흡수에 기여한다. 담즙은 장을 자극하여 연동운동을 활발하게 하여 악취제거와 변비 완화제 역할도 한다.

## 39. 생식선

난소 – 난자 생산과 성숙 및 배란을 유도하여 생리주기에 영향을 미치는 여성 호르몬인 에스트로겐, 프로게스테론을 분비하는 곳이다.

고환 – 음낭안에 들어있는 고환은 납작하고 타원모양의 기관으로 정액과 정자를 생산하는 곳이다.

## 40. 코

냄새를 맡는 기관으로 비강상부에 있는 후부를 지칭한다.

## 41. 편도선

임파 조직이 모여 있는 곳으로 바깥에서 들어온 여러 가지 세균의 감염으로부터 신체를 보호하고 임파액이 흐르고 있어 세균의 침입을 방지한다.

## 42. 성대, 인후, 기관

인후는 식도와 후두 · 기도와 연결된 근육성 관이다. 인후에서 내려와 기관지와 연결된 통로를 기관이라 하고, 성대는 언어발생 기관으로 외부와 바로 연결되어 있다.

## 43. 흉부임파선

겨드랑이에 많이 분포하고 있는 임파선은 임파액을 여과하고 백혈구의 일종인 임파구를 만든다. 몸 전체의 임파액은 약 2 L 정도로 각 조직으로부터 노폐물을 모으거나 제거한다.

## 44. 늑골

늑골은 12쌍으로 되어 있는 갈비뼈이며 심장과 폐를 보호하고 있으며, 갈비뼈에 통증이 있으면 잘 걸을 수 없다.

### 45. 상반신 임파선

겨드랑이 밑에 모여 있는 임파선의 총칭으로 모세혈관에서 새어나온 조직액의 대부분은 다시 모세혈관으로 들어가고 일부는 임파 모세혈관으로 들어가 임파가 되며, 임파관을 지나 정맥에 들어가면 임파관 사이에 임파절이 산재하고 있어 임파를 거르로 임파구를 생산하므로 임파절을 거친 임파는 임파구를 함유하게 된다.

### 46. 좌골 신경

인체 중에서 가장 굵고 긴 신경으로 운동신경과 감각신경이 흐른다. 또한 피부상태, 걷기, 뛰기, 서있기, 균형 잡기 등 근육을 통제 조절하는 것에 깊은 관계가 있다.

### 47. 횡경막

흉골하단에서 척주까지 인체의 중앙을 측면으로 가로지르는 근육막으로 호흡기능에 특히 중요한 역할을 하며 긴급상황하의 재빠른 근육 반응으로 취침습관(숙면도)에 이르기까지 다양한 인체 기능에 영향을 준다. 또한 인체 중 약한 부위로 탈장이 잘 일어나는 곳이다.

### 48. 평형기관

귀는 외이, 중이, 내이로 구분되는데 이중에 내이는 전정기관, 반고리관, 달팽이관이 있어서 인체의 평형감각유지에 관여하며 내이신경 말초에 있는 평형기관으로 신체의 평형상태를 유지하는 역할을 하는 기관이다.

### 49. 고관절

골반과 대퇴골을 이어주는 관절로 사람의 직립 체위에 있어서 좌우의 하지를 연결하여 신체를 지탱하는 관절로 이 관절에 이상이 생기면 어깨의 병을 유발시키는 경우가 많으므로 주위를 요하는 곳이다.

## 50. 복강 신경총

'명치'라고 하는 이곳은 뇌와 신경사이에서 교환되는 정보를 복부의 모든 기관에 보내는 역할을 하는 곳으로  민감한 부분이다. 과도한 긴장은 소화관의 활동에 장애를 일으키기도 하며, 신경성 소화기계 질환에 유효한 반사구이다.

- 생리적 구조 - 복부 중간 위에는 횡격막으로써 흉강과 접하고 아래로는 골반강에 통하였으며 위장, 간장, 췌장, 신장, 방광, 난소, 자궁 등이 들어있다.

## 51. 비골근

요추 4번에서 천골 2번에 이르는 신경으로 방광, 요도, 직장, 상 · 하행결장, 복대동백, 하대정맥, 흉관, 전립선(남성), 자궁(여성)등에 분포되어 있어 하복부에 있는 부위에 영향을 미친다. 특히 부인과 질환의 반사구로 생리통과 생리 불순에 특효반사구이다.

07 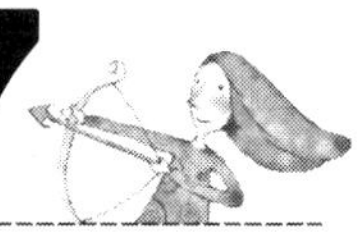

# 한의학상 이상판단법

1. 한의학상 신체 이상을 판단하는 4가지 방법
2. 한의학에서 바라보는 눈에 대한 망진법

## 1. 한의학상 신체 이상을 판단하는 4가지 방법

① 망진법(시진법): 외적으로 드러나 있는 상태나 피부색을 육안으로 보고 판명(눈에 제일 큰 비중을 둠. 자세, 피부색 등)
② 문진법: 묻고 들어서 판단(목소리로 판단)
③ 절진법: 몸을 만져서 판단(진맥 등), 요골(손맥동맥)동맥을 만져보고 판단
④ 경락진법: 14경락의 경혈점 대응해 판단, 인체에 분포된 경락선상의 경혈점을 찾아서 진단, 압통유무 판단.

·수기요법이란: 경락선상에 분포된 경혈점을 찾아서 기, 혈의 통로를 풀어주는 것으로 진단과 치료가 병행 된다.
·심장에 화기가 강하면 눈꼽이 많이 생긴다.(양끝이 너무 빨개짐)
·눈꺼풀이 처지거나 비립종, 물사마귀가 많이 나는 사람은 비, 위장이 나쁨
·우리 인체의 외면과 내면은 서로 상통한다.
·흰자위가 빨갛게 충혈되거나 트러블이 잘 생기면 폐기능이 나쁘다고 본다.
·검는 자위가 유난히 바짝거리면 총기가 넘치는 사람.
·숱이 많고 검은 사람은 간기능이 좋고 용맹함.
·숱이 적고 옅은 사람은 간기능이 약한 사람.

## 2. 한의학에서 바라보는 눈에 대한 망진법

눈: 간장이 관장하는 기관으로 5행의 색깔을 가지며 색이 선명 할수록 건강
눈썹: 간장(진하고 숱이 많아야 간장이 건강)
① 검은자위(목): 청색, 간장, 담랑
② 내,외자(화): 적색, 심장.소장(눈꼽,다래끼 등이 생기면 기능저하)
③ 눈꺼플(토): 황색, 비, 위장(기능저하시 검거나 처지거나 비립종, 물사마귀)
④ 흰자위(금): 흰색, 폐 대장(호흡기)

⑤ 눈동자(수): 검은색, 신장. 방광

**눈의 부위별 해당사항**

| 눈의 부위 | 오장(五臟) | 몸의 구성 요소 | 오행(五行) |
|---|---|---|---|
| 눈동자 | 신장(수륜) | 뼈 | 수: 흑색 |
| 검은자위 | 간장(풍륜) | 근육 | 목: 청색 |
| 흰자위 | 폐장(기륜) | 기운 | 금: 흰색 |
| 내외자 | 심장(혈륜) | 피 | 화: 적색 |
| 눈꺼플 | 비, 위장(육륜) | 살 | 토: 황색 |

# 참고도서

뉴 해부생리학 강성례 외 메디시언
인체해부생리학 김기연 외 현문사
발관리학 왕명자 외 현문사
해부생리학 범문사 옮긴이 박경환외
Gray's Anayomy for students Richard L. Drake
메디칼스킨케어&t스파2 도서출판 임송 김영미
모발생물학 은희철외 서울대학교 출판부
생리학(제4개정판) 최명애외 현문사
메디칼스킨케어&스파1 도서출판 임송 김영미저
피부학 청구문화사 강성례외

**·김경란**

고신대학교 보건학 박사
인제대학교 보건학 석사
서라벌대학 헤어디자인과 교수
미국 피봇포인트 국제 기술강사
대한두피협회 학술위원
국제미용건강신문 자문위원
동 아시아 SEA KOREA 학술이사
국제 분장사(스위스 시데스코)
프랑스 파리 란 미용 연구실 경영
프랑스 크리스찬 쇼보 메이크업 학위
프랑스 IVAN BEAUCHEMIN 헤어 연구

(주요저서)
오리지널 두피관리학(형설출판사 2010)
네일아트 (형설출판사 2010)
미용 NLP (대경출판사 2009)

**·장미엽**

영산대학교 미용예술대학원 박사 과정중
영산대학교 미용예술학과, 부산예술대학 뷰티토탈디자인과 외래 강사
대한두피협회 학술위원

(주요저서)
화장품학(대경출판사 2009)
New 두피 & 탈모관리(동명사 2010)

**미용 발건강**

2011년 12월 26일 초 판 발 행
2011년 12월 30일 초 판 인 쇄

• 공저자 김경란·장미엽
• 발행인 최 국 주
• 발행처 동 명 사

경기도 파주시 교하읍 문발리 535-10 파주출판단지 30블록 4롯트
전 화 : 031) 955-7200(代), 955-7201~4, 7203 (편집부)
팩시밀리 : 031) 955-7205
출판등록 : 1950년 11월 1일(제1-76호)
E-mail : dms723@chol.com
홈페이지 : www.dmsbook.com

정가 9,000원



ISBN 978-89-411-0252-6 93500